孤独症及特殊需要儿童瑜伽手册
Asanas for Autism and Special Needs

帮助孩子改善情绪、自我调节和身体意识
Yoga to Help Children with their Emotions, Self-Regulation and Body Awareness

原著　萧倪·桑顿·哈代（Shawnee Thornton Hardy）
摄影　蒂姆·哈代（Tim Hardy）
主译　贾美香
译者　姚晶宏　王先达

人民卫生出版社
·北　京·

图书在版编目（CIP）数据

孤独症及特殊需要儿童瑜伽手册 /（英）萧倪·桑顿·哈代原著；贾美香主译 . —北京：人民卫生出版社，2023.1

ISBN 978–7–117–34269–8

Ⅰ. ①孤… Ⅱ. ①萧… ②贾… Ⅲ. ①孤独症－儿童－瑜伽－手册 Ⅳ. ①R161.1–62

中国版本图书馆 CIP 数据核字（2022）第 245297 号

| 人卫智网 | www.ipmph.com | 医学教育、学术、考试、健康，购书智慧智能综合服务平台 |
| 人卫官网 | www.pmph.com | 人卫官方资讯发布平台 |

图字：01-2017-5553号

孤独症及特殊需要儿童瑜伽手册
Guduzheng Ji Teshu Xuyao Ertong Yujia Shouce

主　　译：贾美香
出版发行：人民卫生出版社（中继线 010-59780011）
地　　址：北京市朝阳区潘家园南里 19 号
邮　　编：100021
E - mail：pmph @ pmph.com
购书热线：010-59787592　010-59787584　010-65264830
印　　刷：廊坊一二〇六印刷厂
经　　销：新华书店
开　　本：710×1000　1/16　　印张：11
字　　数：209 千字
版　　次：2023 年 1 月第 1 版
印　　次：2023 年 2 月第 1 次印刷
标准书号：ISBN 978-7-117-34269-8
定　　价：69.00 元

打击盗版举报电话：**010-59787491**　**E-mail：WQ @ pmph.com**
质量问题联系电话：**010-59787234**　**E-mail：zhiliang @ pmph.com**
数字融合服务电话：**4001118166**　**E-mail：zengzhi @ pmph.com**

谨以此书献给孤独症及有特殊需要的孩子，
是他们让我成为一名更优秀的教师，成为一个更好的人，
同时也将此书献给那些一生致力于为这些特殊群体服务的
父母、医护人员、教师和其他专业人员。

序言

　　我环顾整个房间，我的学生们安静地躺在地上练习休息式，没有发出一丝声响，身体也一动不动。我看到了孩子们的改变，他们没有诸如不安、自我刺激、注意力难以集中、时常焦虑和做出破坏性行为等平时十分典型的表现。他们在练习瑜伽体位的过程中注意力高度集中，对自己的肢体和身体所在的位置也更加了解，这给我留下了深刻的印象。有一次，刚上课的时候，发生了这么一个小插曲。学生们耷拉着眼皮，注意力也不集中，这时一个学生举起了手，说："桑顿（Thornton）老师，我觉得我们应该练练蜂鸣调息法，这样才能更加清醒和集中注意力。"还有一次，我询问学生练习龙式调息法有什么感觉，她说："它帮助我摆脱了愤怒的情绪。"还记得我的一个学生练习完瑜伽之后走过来对我说："桑顿（Thornton）老师，多谢您让我找到了自己的呼吸。"我想起有学生给我描绘过许多次他和朋友在瑜伽垫上"练习瑜伽"的画面。我记得我和孩子们父母的聊天，得知孩子们正在家里练习学校里学到的瑜伽体位。每天早晨瑜伽小组的孩子们都双手合十放在额前，我问他们，"我们互相问候时，我们分享了什么？"孩子们说，"是我们的光明"，每当想到这，我都不禁会心一笑。

　　我满怀激情写下这篇序言。多年来，我一直与数百名有特殊需求的孩子们在一起，这些孩子们面临的困难多种多样，他们的个性、特点和能力也不尽相同。我发现大多数和我一起工作的孩子有一个共同点，他们都努力应付焦虑、表达情绪以及对情绪和身体状态进行自我调节。我目睹焦虑情绪及沟通和应对能力的缺乏给这些孩子们带来的不良影响。孩子们努力建立和维持社会关系，努力融入周围的世界。孩子们努力向他人传达自身的需求和感受。他们努力与免疫系统薄弱、消化系统疾病、失眠和自身免疫疾病等健康问题做斗争。许多与我一起工作的孩子，得到了积极的行为支持和感觉统合支持，同时在视觉辅助交流和理解以及个性化动觉学习方法的帮助下，在与人交流、自我调节、行为控制和获得学习能力等方面取得了巨大的进步。直到我全身心地沉浸在学习瑜伽疗法中时，才意识到孩子们在家庭和学校环境中缺失了什么。通过学习，我知道了压力和焦虑对我们身体健康和福祉竟然有如此毁灭性的影响。我现在明白了万事万物是如何相互关联的，更加深刻地理解了自主神经系统，同时也知道了人面对压力时所做出的反应会如何影响我们的身体、情绪、行为、思维和学习的能力。人压力过大时，方方面面都会受到影响，包括语言和沟通、认知、与他人的关系以及人身体的最佳功能等等。我认识到我们需要从"全局"的角度看待这些孩子。我写这本书的目的是引导有特殊需求的孩子，正确地认识自己的身体、思想和行为。我的目标是教给这些有特殊需要的孩子如何呼吸和移动身体，以便让孩子们学会如何让神经平静下来，改变他们面对压力时的反应，过上更加幸福、平静、健康的生活。

孤独症和众多有特殊需要的孩子可以努力战胜过度焦虑、过度兴奋、交流困难、身体意识缺乏等困难，满足各种身体和感官需要。对于孤独症和有特殊需要的孩子来说，瑜伽可以带来诸多好处，比如可以学会放松和集中注意力的技巧，以及建立焦虑和压力应对机制。将体位法、调息法和深度放松相结合，可以增强孩子的神经系统，促进身体健康，增强身体意识和注意力。将瑜伽融入生活，孤独症和有特殊需要儿童可以获得新的动力，增强交流和社交能力，增强身体和呼吸意识，提高自我调节能力，增强自尊和自信。最终全面改善生活质量。

孤独症和许多有特殊需要的孩子往往有语言接收和表达方面的困难，因此必须使用特定的教学策略来吸引他们参与和帮助他们理解。沟通和语言上有困难的孩子往往会表现出消极的或破坏性的行为，试图据此传达他们的想法、情绪或感受。许多患有语言处理迟缓、感官需求特殊和／或交流困难的孩子往往会经历过度焦虑、过度兴奋或兴奋不足等。在家或学校练习瑜伽可以让孩子们学习注意自己的身体和情绪状态。本书通过提出形象化方法的建议，能够帮助语言处理迟缓和交流困难的孩子学习和掌握必要的技能，并将这些技能融入日常生活中。

对于父母、医护人员、教师和孩子来说，应对特殊需要的孩子是充满挑战的，压力巨大，困难重重。我多年来一直与很多家庭和医护人员合作，向他们提供咨询服务的同时，帮助制订积极的行为计划、视觉策略及提供沟通工具，支持孩子及家人在学校和家庭环境中的需求。全家人一起练习瑜伽，不仅可以当作一种治疗方法，也是一个打发时间、增进沟通、营造安定和谐的家庭氛围的有趣方式。本书可以作为家长、医护人员、教育工作者以及特殊教育领域工作人员的工具书，同时提供以下方面的支持和指导：

- 自我调节和舒缓身体和情绪状态
- 身体意识
- 呼吸意识
- 平衡

- 手眼协调
- 专注力
- 应对策略
- 语言和沟通
- 体力和灵活性
- 自信心
- 运动技能
- 社交技能

本书给家长、教师、医护人员和教育工作者提供一些辅助，让他们分步骤教孤独症和有特殊需要的孩子进行简单的瑜伽体位和瑜伽呼吸练习。本书中的图文简单易懂，方便孩子对照学习。为了达到最佳的学习和理解效果，可以教导孩子反复进行体位和呼吸练习。

通过第一次将瑜伽融入课堂，以及个别课程向有特殊需求的孩子教授瑜伽的方法，我已经看到了瑜伽给孩子们带来的好处。孩子们的反应非常积极，这也鼓励我写作这本书。我希望本书能够帮助孤独症和有特殊需要的孩子开启对瑜伽终身热爱与练习之旅。同时希望，通过练习瑜伽体位和呼吸冥想，这些美丽的个体将少一些焦虑，多一些平衡，去很好地体验生活，让所有人看到他们光芒闪耀、辉煌灿烂的时刻。

致谢

感谢杰西卡·金斯利出版社对本书选题的价值给予了充分的肯定,本书才得以面世;感谢多年来跟我合作的众多专业人员、准专业人员、家长、监护人和其他工作人员;感谢我的母亲,在我年幼的时候激发了我对写作和表达的浓厚兴趣;感谢我的兄弟们让我明白有时只需要迈出一步就能创造自己想要的东西;感谢我的丈夫长久以来的支持和鼓励;感谢我的女儿米拉让我每天都努力做最好的自己;感谢我的老师们让我亲身体验到生活中瑜伽带来的力量;最要感谢多年来一直与我一起工作的许许多多的孩子们,他们是激励我写作这本书的灵感源泉。

声明

尽管本书以寓教于乐的方式教授瑜伽体位和瑜伽呼吸练习,但选择瑜伽体位作为儿童的日常活动之前,首先必须考虑孩子的身体局限性、健康状况或是否还存在其他困难。许多有特殊需要的孩子可能面临平衡感较弱、肢体不够协调或对周围环境感知能力较弱等问题,这些问题可能会限制孩子精细运动和大肌肉群的运动技能。此外,孩子的身体灵活性、体力和协调能力也有所不同。为了保证孩子练习瑜伽时的整体健康和安全,对每个孩子的需求进行评估并据此调整或修改练习计划非常重要。坐式和仰卧式的瑜伽体位更适合于肌肉控制能力不佳或协调性、平衡感不强的孩子。最好教孩子从简单的体位开始练习,然后随着其在练习中的进步再逐渐练习更有挑战性的体位。本书中提供的体位图片仅仅是简单的示意指南,孩子摆出的姿势不必和图片中完全一样。每个孩子的体位看起来都不尽相同,需要根据他们各自的身体能力、优势和需求进行修改或调整。本书是瑜伽体位和瑜伽呼吸的教学指南,但是成年人在向儿童介绍瑜伽之前,需要了解每个孩子的具体需求。瑜伽不能取代医疗咨询或医学评估。向有特殊需求的孩子教授瑜伽体位和瑜伽呼吸练习时,必须考虑具体的情况,制订预防措施。

目录

1 什么是瑜伽?   1

2 适合孤独症及特殊需要儿童练习的瑜伽   3

3 身体部位教学   13

4 呼吸法和引导图示   21

5 情绪与沟通   37

6 瑜伽体位法   49

7 自我调节和身体意识   113

8 椅子瑜伽   131

   总结   155

   参考文献   157

1

什么是瑜伽?

关于瑜伽的定义,简单来说就是"统一"或"联合",意指心灵、身体和精神的统一。关于什么是瑜伽,一个更新的观点是,练习瑜伽能够让人们停下思考或者平静心灵,从而让身体放松下来。瑜伽起源于一万多年前的印度。在过去的十年中,瑜伽在西方已经成为一种流行的运动方式。尽管瑜伽有许多不同的派系和风格,但是近年来瑜伽因其给身体和情绪健康和幸福带来的诸多好处而闻名。一般认为瑜伽可以减少压力对个人的不良影响。瑜伽科学认为,定期练习瑜伽呼吸和瑜伽体位可以强化神经系统,帮助人们更加积极地面对有压力的情况(Iyengar 2008)。呼吸法和体位法是瑜伽练习的两个关键组成部分。此外,各种形式的冥想、形象化练习和引导想象等也融入瑜伽练习之中。

瑜伽呼吸法,简单地说,是一种呼吸技巧的练习,它有助于身心平静,使人精力充沛。许多患有孤独症和有特殊需要的孩子,他们十分焦虑,面对压力时也很难专注呼吸。当孩子十分焦虑的时候,他们的身体会做出反抗或逃跑反应,有的会屏住呼吸(不呼吸),有的会呼吸急促。孩子们可以学习一些有趣的、互动性强的呼吸技巧,帮助他们应对压力、焦虑和负面情绪,同时让神经系统平静下来,使身体达到一个更加可控的状态。

瑜伽体位法基于3种基本姿势,即站、坐、躺。体位练习对全身都有好处。体位法可以增强肌肉,强化肌腱和韧带。体位法还能增强神经系统、淋巴系统和代谢系统的功能。体位法经过调整或修改,可以满足任何体能或发育的需要。练习体位法,可以增强平衡感、体力和灵活性。体位法还可以放松身心,让身体能够从压力和疲劳中恢复过来,同时强化免疫系统。某些特定的体位对消化健康非常有益,孤独症和有特殊需要的孩子由于压力大、焦虑和饮食偏好等限制,消化功能会受到影响。孤独症和有特殊需要的孩子专门练习的体位法可以帮助他们了解身体部位,了解身体在空间中的位置(身体意识),提高注意力、灵活程度,增强体力、平衡感、自我调节能力、自尊心和自信心。

瑜伽练习包括冥想和形象化练习,以集中精力,平静心灵。冥想可以有多种形式。形象化策略,例如想象一个放松的形象或想象一种柔和的颜色,是一种让人集中注意力和平静内心的方法,由此让身体处于更平静的状态。针对有特殊需要的孩子使用可形象化策略和引导想象法,可以帮助他们平静身心、集中注意力、促进语言发展以及增强想象力。

什么是 namaste(合十礼)?

瑜伽练习结束的时候,老师会把双手掌心合十,用拇指触摸额头,一边向学生鞠躬,一边说"namaste",然后把手掌放在心脏中心或心脏脉轮上。传统意义上来讲,合十礼指的是师生的团结或关联。这是老师和学生在彼此分享知识、空间、能量和内心想法之后互致感激之情。我跟孩子们介绍合十礼,对他们说当我说这句话时候,我们是在分享彼此的光明,分享我们作为个体的独特之处。这是庆祝和拥抱我们拥有的独特的个性和能力并与他人分享的好机会。这也是我发自内心对孩子们表示感谢,感谢他们成为我生命中的老师,并与我分享光明。合十礼也表示或暗示瑜伽练习结束或告一段落。在练习结束时,成年人决定是否教孩子们练习结束时的合十礼。合十礼是瑜伽练习中的常见动作,但不是孩子们必须练习的动作。

什么是凝视点?

"凝视点"是练习体位法和冥想时视线落下的一个特殊焦点。凝视点鼓励练习者专注、集中注意力,同时帮助保持平衡。凝视点让思绪专注于一个点上,避免思绪天马行空。专注于一个点同样鼓励练习者放松身心,感受当下时刻。

2

适合孤独症及特殊需要儿童练习的瑜伽

要了解瑜伽给有特殊需要的孩子带来的好处，就有必要熟知各项疾病的特点和困难。练习瑜伽对任何成人或孩子都有好处，但是对那些由于患有身体、生理和情绪方面疾病而产生特殊需要的孩子的帮助尤其明显。本书涉及的具体疾病包括孤独症谱系障碍、注意力缺乏症或注意缺陷多动障碍、脆性 X 染色体综合征、唐氏综合征和普拉德 - 威利综合征。除了指出的这些具体的疾病，本书建议的瑜伽体位法、呼吸法和策略也适用于其他多种疾病，包括但不限于发育迟缓、焦虑症、情绪障碍、其他健康损害和脑瘫。对于瑜伽教学的体位和方法可以加以调整，以满足能力不足或能力超常孩子的特殊需求。

孤独症是指一系列发育性脑障碍，统称为孤独症谱系障碍。"谱系"一词指的是技能、损伤、功能、症状和其他障碍的程度。孤独症谱系障碍儿童的患病程度从轻度损伤到严重障碍不等。《精神障碍诊断与统计手册》(*Desk Reference to the Diagnostic Criteria from DSM-5*)中规定孤独症谱系障碍的诊断标准是在跨多个语境的社会交往中长期出现能力不足(APA 2013)，同时伴有限制性或重复性的行为模式。已确认为孤独症谱系障碍的疾病谱系包括：

· 自闭性障碍(孤独症)
· 阿斯伯格综合征(AS)
· 无其他定义的广泛性发育障碍(PDD-NOS)
· 雷特综合征
· 童年瓦解性障碍(CDD)

根据《精神障碍诊断与统计手册》(APA 2013)的诊断标准，孤独症谱系障碍儿童在社会情感交流中表现出一定的缺陷，例如在进行对话、做出应答或进行社交互动、分享或理解他人的情绪和兴趣等方面存在缺陷。孤独症谱系障碍儿童在非语言及语言交流方面都表现出缺陷。有些孩子与人交流相对正常，有些孩子的语言能力有限，有些孩子可能根本不愿与人交流。孤独症孩子在与人互动和交流中可能会遇到眼神交流困难、理解和使用手势困难、无法理解肢体语言或语境暗示等问题。孤独症谱系障碍儿童在智力、能力和行为方面有很大差异。行为、兴趣或活动具有明显的限制性或重复性。典型的行为包括拿着某种东西重复做动作或重复说一些词语、句子等,例如将物品按照特定的顺序反复排列,或重复所听到的词语,同时他们会对诸如强光、噪声和温度变化等影响感官的信息做出异常反应。根据美国国家儿童健康和人类发展研究所的数据,患有孤独症谱系障碍的儿童还可能同时伴有包括多动症、焦虑或抑郁在内的多种精神障碍(NICHD 2013)。许多孤独症谱系障碍儿童也可能患上强迫症。

美国国家儿童健康和人类发展研究所(NICHD 2013)表明,孤独症谱系障碍的主要特征和症状包括以下几个方面:

- 有运用和理解语言困难(语言表达和语言理解)
- 有与人、物品和事件建立关系的困难:例如,缺乏眼神交流、行为指向和面部表情;社交技能和社会意识欠缺
- 对玩具和其他物品的摆弄方式以及注意的点与他人不同
- 难以接受日常生活方式或熟悉环境的改变
- 重复肢体动作或行为模式,如拍手、卷头发、跺脚或其他较更复杂的动作
- 无法接受拥抱或被安抚
- 难以控制行为和情绪,发脾气、焦虑和攻击他人

患有孤独症谱系障碍的儿童在各种环境中都会受到许多问题的困扰,比如语言沟通、社交技巧、感官问题、身体意识等方面的困难,还有处理日常生活方式或环境的变化,感知自身和他人的情绪,自身焦虑等问题。具体的社会技能、语言表达、情绪调节和身体意识教学,对于孤独症谱系障碍儿童必不可少。由于孤独症谱系障碍儿童面临诸多挑战,他们可能会表现出消极的情绪或不恰当的社交行为。尽管孤独症谱系障碍相关的理论有很多,但其确切的病因尚不清楚。

注意力缺陷障碍或注意缺陷多动障碍(ADD/ADHD)

注意缺陷多动障碍是出现在儿童早期一种的疾病。这种疾病可以称为注意力缺陷障碍(ADD)或注意力缺陷多动障碍(ADHD)。根据《精神障碍诊断与统计手册》的诊断标准,注意缺陷多动障碍包括"注意力持续不集中或多动、易冲动,进而干扰身体功能或发育"(APA 2013, p.31)。注意力缺陷障碍或注意缺陷多动障碍儿童可能难以控制身体的自发反应,这些反应包括运动、社交情景、言语和注意力等方方面面。尽管导致注意力缺陷障碍或注意缺陷多动障碍多种因素已经明确,但是确切原因尚不清楚。

注意力缺陷障碍或注意缺陷多动障碍最常见的特征包括:

- 注意力不能长时间集中

· 行为冲动

· 多动

注意力缺陷障碍或注意缺陷多动障碍儿童很难在上课或参加其他一些要求专注的活动时集中注意力,他们健忘,难以构思和完成任务或项目,同时听力技巧和方向感方面也可能有问题。多动症儿童很难安静下来,可能会从一项任务跳到另一项任务,也可能不停地说话或很难等到轮到自己说话时才说话。许多儿童在社交和情绪上容易激动,可能性子急躁或脾气暴躁。人们说他们是"一刻不停运转的马达"。他们经常有自我平静和自我调节身体和情绪状态的困难。这些因素会极大地影响他们与他人的互动以及交朋友和维持友谊的能力。一些儿童可能会过度关注某项特定的任务或活动,当被要求切换到新的任务或活动时常常会遇到困难。由于注意力不集中,儿童可能难以听从指令。许多儿童可能也会面临感觉统合和感觉处理方面的困难。

脆性 X 染色体综合征(FXS)

根据美国国家儿童健康和人类发展研究所(NICHD 2013)的数据,脆性 X 染色体综合征(FXS)是一种遗传性疾病。它会导致广泛的发育、身体和行为障碍,是世界上最常见的遗传性发育障碍的原因。男性遗传脆性 X 染色体综合征的人数是女性的两倍。

脆性 X 染色体综合征的一般特征包括:

· 注意力缺陷障碍,或者伴有多动症

· 焦虑(易怒)

· 对感官刺激(噪声、触摸、强烈的气味或味道、眼神交流)反应强烈或反感,感官处理会产生障碍

· 语言表达与理解困难

· 睡眠困难

· 表现出类似孤独症的特征,包括拍手、咬东西(或啃衣服)

· 无法进行眼神交流,抗拒日常生活的变化

由于这些孩子对感官刺激的高度敏感,沟通困难和高度焦虑,他们可能表现出不正常或具有不被赞同的行为。脆性 X 染色体儿童会出现轻度到中度或重度的认知障碍。此外,通常还会表现出强迫性或重复性的行为,或者专注于某一种思想、想法或特定物品。脆性 X 染色体儿童与孤独症谱系障碍儿童有许多共同的特点,并且都能从类似的家庭和学校的治疗策略和支持中获益。大约三分之一脆性 X 综合征的儿童也符合孤独症谱系障碍的确诊标准(NICHD 2006)。

唐氏综合征

根据美国唐氏综合征协会（NDSS 2014）的说法，唐氏综合征是与智力缺陷相关的最常见和最易识别的染色体病症。唐氏综合征由染色体异常引起。在多数情况下，唐氏综合征的确诊依据新生儿出生后不久进行的染色体检测的结果。唐氏综合征患者的智力、行为和发育水平存在很大差异。患者的智力障碍程度从轻度到中度，从中度再到重度，各不相同，大多数患者的患病程度在轻度到中度范围内。

唐氏综合征的一般特征包括：

· 语言处理障碍（语言理解与表达）
· 认知延迟
· 注意力难以长时间集中
· 行为冲动
· 焦虑或抑郁
· 过度屈曲（关节过度延伸）
· 肌肉张力较弱
· 甲状腺疾病，甲状腺功能减退居多
· 消化问题
· 睡眠问题
· 精细运动和大肌肉群精细动作发育迟缓
· 听力和视觉障碍
· 感觉统合失调

患有唐氏综合征的儿童在语言理解与表达方面遇到困难时，他们可能会因沟通受挫而表现出某些行为。许多患有唐氏综合征的儿童可能同时患有焦虑症、注意力缺陷多动症或注意力缺陷障碍以及感觉统合失调等疾病，这可能会影响孩子的行为、社交和参与活动。一些唐氏综合征儿童也可能患有孤独症（约5%~7%）。强迫性行为、专注于特定对象或想法等问题也可能出现唐氏综合征。

普拉德 - 威利综合征

根据《遗传参考》（*Genetics Home Reference*, GHR 2014）的说法，普拉德 - 威利综合征是一种遗传疾病，在全球 1 万 ~3 万人中就有 1 人患有此疾病。许多普拉达 - 威利患者有一些共同的身体特征，比如身材矮小，手足小，青春期延迟或发育不良。从童年开始，患者会食欲过盛，导致慢性暴饮暴食和肥胖。许多有普拉德 - 威利综合征儿童迷恋食物，进而影响他们的家庭生活，也会影响其参加社交活动的能力。普拉德 - 威利综合征患者通常有轻度到中度的智力障碍和认知障碍。

普拉德 - 威利综合征的一般特征是：

· 肌肉张力较弱

· 行为问题

· 情绪难以控制

· 强迫症（掐皮肤）

· 强迫性行为

· 沟通困难

· 感觉统合功能障碍（感觉处理障碍）

· 精细动作和大肌肉群动作技能发育迟缓

· 焦虑

由于对食物极度痴迷，普拉德 - 威利综合征儿童会有高度焦虑和强迫性行为。他们经常表现出幼稚的社会行为，缺乏对人与人之间的界限或个人空间的理解。他们缺乏个人空间意识一部分原因是他们的身体意识（个人的身体与他人的关系）较弱。他们可能会在表达情绪、自我调节和应对技巧方面遇到困难。普拉德 - 威利综合征儿童可能会因为疾病带来的许多困难而表现出不恰当的行为。对于这些儿童来说，甲状腺功能不活跃的情况十分常见，它会影响患者的新陈代谢、体力以及整体健康水平。

患有孤独症谱系障碍、脆性 X 染色体综合征、普拉德 - 威利综合征、唐氏综合征、注意力缺乏症或注意缺陷多动障碍的孩子有许多共同的障碍因素，以及对压力的反应也相似。最常见的特征包括焦虑、沟通困难、难以自我调节身体和情绪状态以及缺乏身体意识和睡眠障碍。许多儿童表现出强迫性或重复性的行为。这些孩子有着和其他人一样的感受和情绪，压力、焦虑、担忧、恐惧和愤怒都是他们的典型感受。通常，孤独症和特殊需要的儿童不知道如何表达他们的情感或情绪，并且在面对压力时会做出不恰当的反应。由于在情绪调节方面遇到了障碍，使这些儿童在识别情绪水平和调节情绪强度方面变得更加困难。此外，许多有特殊需要的儿童更易触发高度焦虑。

有充分的证据表明，与正常的同龄人相比，孤独症儿童更容易处于高度焦虑。一项针对 9~14 岁患有阿斯伯格综合征和高功能孤独症儿童的焦虑和情绪问题的研究报告发现，对比 1 751 名社区儿童样本，孤独症儿童表现出更为严重的焦虑和抑郁问题。这些问题对他们的整体适应能力产生了重大影响（Kim et al. 2000）。根据《国际瑜伽治疗杂志》（International Journal of Yoga Therapy）的说法，瑜伽治疗已经成功地干预了与孤独症谱系障碍相关的各种核心症状（Ehleringer 2010）。

与针对成人的研究相比，针对儿童练习瑜伽的学术研究并不多，而针对有特殊需要的儿童的研究更加稀缺了。但已经做过的研究表明,练习瑜伽能够提高孩子们的学习成绩,改善了他们在学校的行为、身体健康状况和对自身的态度。在"城市小学瑜伽教学"活动中,哈珀(Harper)提出,基于瑜伽的活动可能会减轻孩子们的压力,缓解他们的焦虑,能够增强他们的身心健康,同时可以帮助其调节情绪(Harper 2010)。

有一项研究测试了瑜伽对患有焦虑、抑郁和内科疾病的青少年的影响。参与者共有 21 名,其年龄为 13~18 岁,他们在儿童行为评估量表中焦虑、抑郁程度或躯体化因子分量表等项目上临床得分显著。每个青少年被要求每周上课 150分钟,并鼓励他们在家能够跟练两张 DVD 的瑜伽课程。这项研究的最终结果表明,完成为期 8 周的瑜伽干预对缓解青少年的压力和增强身体健康有积极的影响(Kaley-Isley et al. 2009)。

另一项研究旨在评估瑜伽对青少年成为音乐家的潜在好处。这些音乐学生年龄在 13~18 岁之间,他们参加了一个著名的暑期音乐项目,该项目被认为是一个高压项目。其中部分音乐学生同时参加了在克里帕鲁瑜伽中心举办的,为期6 周的瑜伽研究项目。总共有 84 名参与者,51 名作为对照组成员。参与者每周参加 3 次瑜伽课程,并在项目开始和结束时填写自我报告问卷,就其焦虑程度、积极的心理特征、专注力、情绪和对瑜伽益处的感知进行研究。研究结果显示,参与者的情绪、压力水平、焦虑程度和处理压力的能力都有显著的改善,他们的精神状态和注意力都有明显的改善和提高(Shorter et al. 2008)。

虽然这些研究表明瑜伽练习可以帮助青少年缓解压力和焦虑,增强应对技能,调整情绪和注意力,但是研究人员做了更多的研究,来确定瑜伽练习在课堂或学校环境中的干预效果。越来越多的学校采用瑜伽疗法来帮助孩子调节压力,进而影响其健康和行为。越来越多的人意识到瑜伽对孩子的潜在益处,因此通过调整身心,进而缓解焦虑和压力的瑜伽项目在学校应运而生了。在学校练习瑜伽被认为能够安抚孩子、减少肥胖个体、解决纪律问题、抑制愤怒和恐慌的攻击,还能够增强想象力、注意力和提高学习成绩(Flisek 2001)。有关学龄儿童练习瑜伽的文献展示了各种各样的成果。有证据表明,瑜伽可以改善心血管状况,即身体功能和行为表现(Galantino, Galbavy and Quinn 2008)。

根据研究人员詹森和肯尼(Jensen and Kenny 2004)的说法,瑜伽可以改善注意力和情绪控制。他们研究了 19 名被诊断为注意缺陷多动障碍的男孩,并将他们随机分配到瑜伽治疗组或合作活动组。尽管两组男孩的某些行为都有所改善,但在改善情绪偏激、躁动和冲动行为等方面瑜伽治疗组的孩子有更多加积极的变化。额外参加家庭瑜伽练习的受试者表现更为明显(Jensen and Kenny 2004)。

无论瑜伽是针对成年人还是青少年,都有大量关于瑜伽对大脑和焦虑水平的影响的研究。发表在《替代和补充医学杂志》(*The Journal of Alternative and*

Complementary Medicine）上的一项研究发现，某些类型的瑜伽课程像专注练习瑜伽体位非瑜伽呼吸的课程，会增加大脑中氨基丁酸（GABA）的水平。焦虑与氨基丁酸水平低下有关。氨基丁酸是一种主要的神经递质，用来平衡兴奋性神经递质谷氨酸，在焦虑的情况下这种递质会过度活跃。研究发现，练习瑜伽的人比步行锻炼的人在焦虑和情绪改善方面表现更好。这些情绪的改善和焦虑的减少，与氨基丁酸水平的变化有关。从氨基丁酸系统活动的增加来看，练习瑜伽体位产生的效果与治疗焦虑症的药物效果相似（Streeter *et al.* 2007）。

　　许多孤独症和有特殊需要的儿童可能会难以应付在家庭和学校中的日常生活。高度焦虑、缺乏应对能力和沟通技巧欠缺以及自我调节困难导致孩子们"表现出格"，使他们很难与家人、同伴和其他人共同参与一项任务以及参与生活活动。练习瑜伽，包括体位法和呼吸法，是帮助孤独症和其他有特殊需要的孩子克服焦虑、调控压力，更为积极地回应感官刺激的强大工具。一个有特殊需要的孩子感受到高度压力或焦虑时，他们的交感神经系统会在逃跑或战斗的模式下做出反应。交感神经系统做出的反应是加快心率，加速呼吸，向体内分泌应激激素，大脑基本失去了认知或思考的能力。瑜伽可以让孩子进入副交感神经系统模式或"休息系统"模式，让他们的身体和心智进入一个更平静的状态。睡眠不足或睡眠模式失常可能是导致孩子注意力不集中、难以完成日常活动和应对压力的主要因素。许多有特殊需要的孩子有睡眠不规律或失眠的问题。失眠或睡眠不足会增加焦虑或患抑郁症状的机会，削弱免疫系统，降低集中注意力的能力，减缓消化过程，影响调节情绪反应能力。瑜伽可以为健康的睡眠模式提供支持，把身体和心灵带入到一个更平静的状态。通常，可以在睡觉前通过练习特定的体位来缓解失眠。多休息会对孩子的健康、情感沟通和表达、应对技能以及整体健康有重大影响。

向孤独症和有特殊需要的孩子教授瑜伽

　　由于孤独症和其他有特殊需要的孩子面临着特殊的困难，因此在教授瑜伽时需要采用一些专门的策略。需要注意的是，每个孩子所需要的支持程度不同，练习方案也需要进行不同程度的修改。一些语言发展水平和身体能力较高的孩子能够跟从语言指导进行练习，只需要对瑜伽体位做一些细微的调整。而有的孩子可能需要更多地模仿别人，需要肢体上的提示，练习计划也需要做相应的修改。向有特殊需要的孩子介绍瑜伽的关键是让孩子觉得瑜伽是有趣的、能互动的，还要让孩子学会这些体位，从中获取成就感。当孩子重复学习体位和呼吸法时，可以引入新的、更有挑战性的体位来帮助他们建立自尊和自信。

视觉材料

许多孤独症和其他有特殊需要的孩子可能会在处理口头语言方面遇到困难。因为孩子们在接收语言方面有障碍,他们往往对能够帮助理解和保留信息的图像反应更为积极。视觉材料可以帮助语言处理能力弱的儿童更顺畅地过渡到瑜伽练习中,缓解需要记忆的紧张感和焦虑感,并支持记忆、单词检索、语言和交流。视觉支持可以使学习更有趣,互动性更强,从而更能鼓励孩子进行练习。尽可能多地使用视觉资料。有语言障碍的儿童对视觉指导的反馈远比对口头指导好得多。由于孩子接收语言的能力存在缺陷,口头指导很容易导致信息丢失和理解错误。本书教授的体位和呼吸策略大多数以动物或物体的名字命名,并且可以用各种可视化方式来呈现。这些对于有特殊需要的儿童,尤其是对孤独症孩子是有好处的,因为他们往往更容易联想到物品而不会联想到人。

示范

家长亲自向孩子示范体位,可以帮助孩子学习体位。借助语言和视觉指导,无论什么时候亲自向孩子示范体位和呼吸法都是有益处。

借助影像和图片

打印或绘制出动物、风景或其他与瑜伽体位和瑜伽呼吸相关的物体图片,有助于激发孩子练习瑜伽的积极性并能持续参与其中。借助视觉资料与图片相结合,孩子会更容易记住信息和体位。用简笔画的方式,简单画出体位图有助于孩子了解体位的样子,引导他们自己体会这些体位。

拍下孩子练习体位或呼吸法的照片

许多有特殊需要的孩子可能难以与他人交流。他们往往以自我为中心,对周围的人不感兴趣。拍下孩子练习体位或呼吸法的照片可以让他们更容易联想到体位,看到体位与自己以及身体的关系。

布置图片墙

将瑜伽体位或瑜伽呼吸的图片配以文字贴在墙上展示出来,可以让孩子每天都接触到这些体位和呼吸法,同时能帮助孩子学习和记住他们记忆库中的信息和词汇。将图片和文字相结合对于语言、词汇发展和交流都非常有帮助。

社交故事

很多有语言障碍的孩子对社交故事反应良好,因为通过文字和图片他们能够更容易地理解信息。向有特殊需求的孩子初次介绍瑜伽时,可以编写一个社交故事。社交故事可以用来教孩子单一的瑜伽体位、呼吸或一系列体位。

五字原则

当必须采用口头教学时,请遵循五字原则。在和孩子说话时尽量不要使用超过 5 个字,说话语速要慢、吐字要清晰,要使用非常明确和具体的语言。每个有特殊需要的孩子语言处理能力不尽相同。减少语言提示的字数适应孩子的需要,将有助于孩子处理信息,减少挫败感。

制定一份时间表或每日常规

通常,人们对孤独症和其他有特殊需要的儿童有一种刻板印象,就是他们会重复做一些动作。瑜伽的呼吸法和体位的练习恰好可以满足这类儿童的需求,因为孩子们可以通过复练习来学习一系列的体位和呼吸法。制定一份体位练习的时间表或每日常规,可以让孩子体会到掌控的感觉,同时能够有所期待。让孩子自主选择瑜伽体位的练习顺序,将有助于他们感受到自身的重要性和在瑜伽练习中的参与感。有能力做出选择可以让孩子在所处环境中更好地掌控自己。只需要在照片的背后贴上魔术贴,这些有关体位的图片就可以在墙上任意变换位置,让孩子或成年人能够按照时间表上的顺序进行不同的排列。

辅助交流设备和技术

有语言处理缺陷的孩子可以利用辅助交流设备作为沟通工具,帮助他们语言接收和表达。辅助交流设备多种多样,从图片交换沟通系统到计算机等更高级的加强设备都包含其中。平板电脑就是一种常用的语言和通信工具。可以借助具体的应用程序来创建有关瑜伽体位和呼吸的社交故事,以及制订瑜伽练习时间表和每日常规。平板电脑上的摄像头和视频可以供成年人给孩子拍照和录像,并将其上传到设备上的各种应用程序上。不练习瑜伽时,孩子们也能看到社交故事和视频,这样可以帮助他们记住瑜伽体位和呼吸法。同时,还可以作为视频模仿工具。

视频模仿

视频模仿是一种教学模式,它利用录像来提供目标行为或技能的可视模型。拍摄孩子练习体位和呼吸策略或其他儿童或成人演示体位或呼吸法的视频,然后让孩子一边看视频一边练习,可以激励孩子与视频进行互动,积极参与,同时也让他们看见并模仿这些肢体动作和声音。举个例子来说,视频模仿可以拍摄成年人或孩子愤怒或沮丧的表情,之后他们利用呼吸法来释放情感,之后表现出平静或放松的感觉。成年人也可以给有特殊需要的孩子录像。视频模仿可以帮助孩子发展模仿技能，参加多步骤运动的活动，独立学习体位和呼吸策略，并且通过不断重复来获取信息。视频模仿的好处是它是连续的，可以随时随地观看，直到孩子学会视频中的技巧。

对语言和词汇的视觉支持、模仿、重复和接触越多，孩子对练习瑜伽做出反应的可能性就越大。向有特殊需要的孩子介绍瑜伽的关键是使用尽可能多的工具来让孩子获得成功。随着自信心和自尊心的增强，孩子会掌握更多的语言沟通技巧、自我调节能力，增强身体意识，并希望终身练习瑜伽。

正面巩固

在完成练习一个体位、呼吸或一系列的体位和呼吸后，采用如口头表扬、贴贴纸和给予奖励等正面巩固措施，有助于激励孩子今后学习和练习瑜伽。

3

身体部位教学

即使是最简单的身体部位,孤独症谱系障碍儿童和其他有特殊需要的儿童通常也很难分辨。在瑜伽练习中,作为瑜伽体位法教学的准备阶段,身体部位教学将会帮助孩子了解瑜伽练习中身体的各个部位如何活动和控制。许多有特殊需要的孩子需要努力分辨上、下、左、右等方位概念。将具体身体部位和方位概念相结合的"教学"可以帮助孩子提高身体意识,增强身心联系。身体部位和方位概念可以通过有趣的互动方式来教授,以增加学习的动力和记忆学过的概念。

以下是可供选择的一系列身体部位教学活动。

听觉和运动觉

许多有特殊需要的孩子对音乐和唱歌反应积极。孩子们也能很好地跟随音乐摆动身体。重复动作和歌曲帮助孩子通过有趣和令人兴奋的方式记忆信息和活动身体部位。

学唱歌曲

概念学习

· 节奏
· 身体部位
· 身体意识
· 词汇表

活动指导

跟着旋律哼唱歌曲,引导孩子指出身体部位。如果孩子熟悉这首歌,就让孩子跟着一起唱,或者家长来唱歌,让孩子指出相应的身体部位。至少把歌曲重复唱 3 遍,并且经常练习。

其他建议

录制自己或孩子唱歌并触摸头、脖子、肩膀、手腕和手肘的视频,这样孩子就有了可视的模仿素材了,可以在练习瑜伽体位之前观看,对之前学习的体位进行回顾。

拍拍身体部位

概念学习
· 身体部位
· 身体意识
· 节奏
· 词汇表
· 从头到脚

活动指导

在这一活动中,孩子将通过跟随音乐来反复触摸身体部位进行学习。同时重复语言和动作可以帮助孩子将词汇记忆和身体部位联系到一起。让孩子选一首喜欢的歌曲或由成人选择一首歌。从头顶开始,向下触摸。成年人可以模仿视频向孩子示范触摸身体部位和相应的词汇。成年人说轻拍头顶 3 次,然后一边触摸头顶一边说:"头、头、头"。重复这个过程,触摸身体的其他部位。

身体部位触摸顺序

头、脖子、肩膀、手肘、手腕、手掌、手指、腹部、脊柱、臀部、膝盖、脚踝、脚跟、脚趾。

触觉和运动觉

孩子们喜欢通过触摸和运动觉活动来学习。许多有语言处理障碍的孩子是触觉型学习者,这意味着他们通过手和运动进行学习的效果最好,这些活动涉及多种感官。统合触觉和运动觉活动可以鼓励孩子,也加强了他们对信息的理解和记忆。

探索身体并给身体贴标签

概念学习
· 身体部位
· 词汇表

- 身体意识

您会用到
- 一卷厚纸
- 记号笔（任何颜色）
- 身体部位标签（身体部位图片）

活动指导
让孩子躺在一张厚厚的纸上，先描出孩子的身体轮廓。然后让孩子在他的身体轮廓上画出自己的脸。告诉孩子："我们要给你的身体部位贴上标签。"从头部开始向下移动。当你给身体部位贴上标签时，让孩子触摸他们的身体部位。如果孩子能够写出这些身体部位，可以通过写出这些名称的方式来标出对应的身体部位。

身体部位
头、脖子、肩膀、手腕、手指、肚子、臀部、膝盖、脚踝、脚趾。

把画好的体位图贴在孩子的房间或练习瑜伽的地方，练习瑜伽时可以作为视觉工具进行参考。经常或有需要时和孩子一起回顾这幅图。

借助游戏
利用游戏的方式来引导孩子学习身体部位和词汇是非常有趣的过程，它能使孩子对其产生兴趣，从而参与其中。全家人一起的游戏，不仅能为家庭提供一个有趣的互动机会，也有促进孩子的社交能力和沟通能力的发展，同时还能帮助孩子和家人建立健康和谐的关系。

钓鱼（纸牌游戏）

游戏至少需要两人参加。

孩子能学到什么
- 沟通技巧
- 词汇
- 话轮转换
- 数数
- 良好的运动员精神

· 身体部位
· 身体意识

材料

· 印有对应身体部位的瑜伽卡片,这些卡片可以是打印的孩子身体部位或其他人身体部位的照片或图片。涉及的身体部位包括:头部、颈部、肩部、手臂、手肘、手腕、手掌、手指、胸部、腹部、臀部、脊椎或背部、膝盖、脚踝、脚跟、脚、脚趾。

· 视觉提示

需要写在白板上或一张纸上,或者在孩子的通信设备上输入类似提示语:去钓鱼,你有_____吗? 这样孩子就可以在游戏中使用语言文字了。

游戏怎么玩

1. 成年人发给孩子和其他玩家 5~7 张卡片,并将备用卡片放在一起。
2. 每位玩家检查他们是否有成对的身体部位卡片。
3. 玩家把成对的身体部位卡片放到一旁。
4. 例如,玩家 A 触摸着自己的手肘问:"你有手肘卡片吗?"。
5. 如果其他玩家有一样的部位卡片,就会把卡片给玩家 A。
6. 如果其他玩家没有匹配的卡片,他们会说"去钓鱼"。
7. 玩家 A 从备用卡片中抽取一张牌。
8. 如果玩家 A 抽到了能够凑成一对的卡片,就把这对卡片放在一旁。
9. 玩家轮流抽卡片。
10. 当有玩家手中卡片用完时,则游戏结束。
11. 手里没有牌的人获胜!

身体部位记忆游戏

本游戏可由两人或多人参加。

孩子能学到什么

· 交流
· 词汇
· 记忆技巧
· 话轮转换
· 数数

· 身体部位
· 身体意识
· 良好的运动员精神

材料

· 印有对应身体部位的瑜伽卡片。涉及的身体部位包括:头部、颈部、肩部、手臂、手肘、手腕、手掌、手指、胸部、腹部、臀部、脊椎／背部、膝盖、脚踝、脚跟、脚、脚趾。

游戏怎么玩

1. 把所有的卡片正面朝下放在桌上。
2. 玩家 A 抽取一张卡片。
3. 玩家 A 再抽取一张卡片。
4. 如果两张卡片不能凑成一对,玩家 A 把卡片放回原位,下一个玩家抽卡片。
5. 如果卡片配成一对,玩家 A 把成对的卡片放在一边,然后开始下一轮。玩家一直抽取卡片,直到卡片配成一对。
6. 当所有的卡片都配成一对时,玩家数出自己的卡片数。
7. 拥有最多卡片的人获胜!

宾果游戏

本游戏适合两人或多人参与。

孩子能学到什么
· 记忆技巧
· 词汇
· 身体部位
· 辨识训练
· 话轮转换
· 视觉和听力技巧
· 沟通

材料
· 用电脑制作身体部位的宾果卡或使用贴在纸上的图片(每张宾果卡上的

身体部位不同或身体部位放置在不同地方)。建议包含的身体部位:头部、颈部、肩膀、手臂、手腕、手指、胸部、腹部、脊椎、臀部、膝盖、脚踝、脚跟、脚、脚趾。

· 身体部位图片与宾果卡上的身体部位匹配。

· 宾果柜台(任何可用于玩宾果游戏的物品)。

"宾果"提示或文字(输入到设备中,写在纸上或图片交换沟通系统上)。

游戏玩法

1. 每个玩家都得到一张带有身体部位图片的宾果卡。

2. 成年人或指导者拿着一张身体部位图片。

3. 成年人或指导者可以说出身体部位的名称,或者要求孩子口头说出身体部位的名称或者在自己身上指出该身体部位。

4. 该身体部位的玩家,在宾果卡上做一个标记。

5. 重复上述过程,直到玩家填满宾果卡上的一排或所有方格。

6. 如果玩家宾果卡上的一排已满或宾果卡全满,则说"宾果"。

7. 第一个说"宾果"的玩家获胜。

方向概念教学活动

身体的左和右

理解左右的概念对孩子练习体位法和呼吸法非常有帮助。学会辨别左右也能增强身体意识,同时有利于身体协调运动。对于有运动协调障碍的孩子来说,偏重一侧身体,导致身体力量一侧强一侧弱是很常见的。瑜伽通过借助身体左右两侧的体位来实现身体平衡。当身体处于平衡状态时,肌肉之间的活动趋于平衡,进而支持运动和协调。随后,使用身体的两侧时,使用大脑的左侧和右侧,支持全脑通信。

借助颜色

许多有特殊需要的孩子需要借助视觉进行学习,将概念与颜色或图像联系起来的学习方法,使孩子们能更好地记忆信息。借助颜色来教授什么是左右,为孩子区分身体左右两侧提供视觉参考。

借助不同颜色教孩子区分左右:

红色——右

淡紫色——左

使用红色和淡紫色的贴纸,或者彩色的橡胶腕带让孩子区分右手和左手。如果孩子对贴在皮肤手腕、脚腕上的贴纸有触觉上的防御性,那就把彩色的贴纸贴在他们衣服的右、左衣袖上。

自制手环或脚环

概念学习
- 左和右
- 颜色
- 计数
- 精细动作技能

材料准备
- 红色烟斗通条
- 淡紫色烟斗通条
- 红色塑料珠子
- 淡紫色塑料珠子

活动指导
1. 给孩子一条红色烟斗通条和一条淡紫色烟斗通条。
2. 让孩子分别数出 10 个红色塑料珠子和 10 个淡紫色塑料珠子。
3. 让孩子把红色珠子穿到红色烟斗通条上。
4. 让孩子把淡紫色珠子穿到淡紫色烟斗通条上。

如果需要,可以制作一些红色和淡紫色的手链或脚链,便于孩子在游戏时佩戴。

顶部和底部,上和下

进行简单的瑜伽体位练习,并结合顶部和底部,以及上和下的概念,将会帮助孩子加强对方位概念的理解。身体的运动、运动觉活动及语言,将支持概念的学习和记忆。当与孩子一起练习体位时,鼓励其轻拍头部或脚部。让孩子跟着第4章中描述的电梯呼吸来练习上和下的概念,开始先把手放到脚上,移动手至头部上方同时吸气,接着向下移动手置于脚上,同时呼气。在第6章中包含多个体位涉及了上和下的概念,如河流式、蛙式和眼镜蛇式。预先教授身体部位和方向概念,并将这些概念与孩子的练习过程整合在一起,有助于孩子形成更强的身体意识,并与自己的身体部位联系起来,更好地理解身体如何移动和往哪里移动。

4

呼吸法和引导图示

呼吸法是向有特殊需要的孩子们传授瑜伽的最重要的组成部分之一。为了弄清呼吸和它如何影响我们的生理和情绪状态之间的联系,有必要了解自主神经系统是如何工作的。自主神经系统由交感神经系统和副交感神经系统两部分组成。

交感神经系统

交感神经系统主要调节身体反应,如应对紧急情况或"感知"紧急情况或体育锻炼。当我们感受到焦虑、担忧或恐惧时,我们的身体认为这是一种威胁,然后就会刺激交感神经系统。当交感神经系统被激活时,心率加快,流向消化器官和排泄器官的血液减少,这是因为血液被更快地输送到四肢肌肉中,为战斗或逃跑做准备。随着心率的加快,我们的呼吸也会受到影响。当我们处于战斗或逃跑模式时,我们的呼吸变得更加剧烈,通常会进行胸腔呼吸,为体力活动做好准备。如果我们的身体不能在剧烈运动时发挥作用,可能会出现过度换气或呼吸急促。这种快速呼吸或过度换气会加剧情绪和身体反应,从而导致恐慌发作,也就是焦虑发作。因为许多有特殊需要的孩子可能会经历程度较为严重的焦虑或恐惧,对环境过于敏感但又难以表达情绪,他们可能永远处于交感神经系统紧张状态(战斗/逃跑反应)。当身体过度紧张,交感神经系统处于超负荷状态时,身体处于持续战斗或逃跑状态中,会对我们的身体、情绪和行为产生负面影响。

过度紧张的不良影响

身体方面:
· 肌肉紧张或疼痛
· 头痛
· 疲劳
· 失眠

- 消化问题
- 自体免疫系统障碍
- 免疫系统减弱
- 心脏问题
- 背部和颈部疼痛
- 溃疡
- 糖尿病

情感方面：

- 焦虑
- 不安
- 乏力
- 注意力难以集中
- 易怒或生气
- 悲伤或沮丧

行为方面：

- 暴饮暴食或厌食
- 易怒
- 不合群
- 与他人发生冲突
- 强迫性行为

副交感神经系统

副交感神经系统（休息和恢复反应）参与控制休息活动，如减慢心率、帮助消化和激活身体的净化过程（Rama，Balentine and Hymes 2011）。专注呼吸或正念呼吸更有助于转入腹式呼吸。腹式呼吸使心率放缓，从而使血液在体内充分流动，促进血液循环和消化。慢节奏、有规律的深呼吸使我们能够接入副交感神经系统，改善身体的整体功能。呼吸法是瑜伽练习的必要和关键组成部分。正如前面所述，瑜伽呼吸负责激活我们体内放松反应的副交感神经系统。经历高度焦虑的有特殊需要的儿童，过度刺激交感神经系统，而对副交感神经系统刺激不足，会对他们的整体健康和幸福有巨大的影响。过度刺激交感神经系统的孩子会在身体里形成习惯性的应激反应。这种习惯性的应激反应会导致疾病和健康问题，如自身免疫紊乱、消化、失眠、关节疼痛、肌肉疼痛和其他健康问题。同时也会加剧焦虑，并可能导致强迫性行为。瑜伽呼吸练习带来了多种情绪上和身体上的好处，包括：

- 增强呼吸系统和免疫系统

- 减轻压力
- 激发并增加身体和大脑的警觉性
- 镇静神经系统（激活副交感神经系统）
- 促进情绪、身体和心理层面的治疗
- 支持脑连接／身体连接
- 增加大脑和身体的氧气供给
- 支持健康的消化
- 鼓励正念，与当下相连
- 帮助养成健康的睡眠模式

正念呼吸将注意力放在呼吸上，有助于将注意力从焦虑引起的想法或情绪中转移出来。许多有特殊需要的孩子可能会被某个想法、担心、恐惧或其他引起焦虑的想法所困扰。这些重复出现的想法和担忧会导致产生强迫性行为。练习呼吸法或正念呼吸法将孩子的注意力吸引到呼吸上，让他们把注意力集中在引起担忧或焦虑的事情或想法之外的地方。当孩子学会控制自己的呼吸时，体内的氧气量会增加，从而让身体达到最佳状态。当氧气水平升高时，肌肉和器官，比如大脑的机能就能更有效地发挥。有特殊需求的儿童通常会表现出极度兴奋状态或非常低的唤醒状态。他们可能表现过度活跃，难以平静下来或不活跃，变得懒散或困倦。各种形式的呼吸可以放松或刺激大脑和身体。正念呼吸可以帮助孩子将更多的身体部位联系起来，增强身心的联系和意识。有特殊需要的孩子可以通过学习将特定呼吸方式与特定的唤醒状态相联系，来自我监控和自我调节唤醒状态。对于孩子而言，学习呼吸法会使他们在身体和情绪方面受益终生，同时能够更好地帮助他们建立幸福感，从而提升为更加快乐、更加平静和更加健康的生活方式。

形象化和引导式想象都是冥想的形式，目的是使身心达到深度放松的状态。当我们的思想处于一种更放松的状态时，我们的学习效果更好。科学家已经做了关于冥想和深度放松对脑电波的影响的具体研究（Bilioteca Pleyades）。正如我们可以在心脏监视器上看到波形一样，科学家们能够通过脑电图（EEG）监测大脑的模式。通常左右脑电波是独立的，达到的峰值也是分开的。研究表明，在冥想或深度放松的过程中，左右脑同时工作，同时达到高峰值。科学家目前认为，这种"同步"的脑电波模式可以使大脑更加清醒，同时达到最佳功能。

形象化和冥想技巧通常与呼吸技巧同时教授。我们的想法是可以想象呼气时是在放弃一些东西。吸气时是在吸入一些东西，从而增强能量。形象化策略也可以作为激励孩子、让孩子对练习各种形式的呼吸法感到兴奋的一种有趣方式。这本书中概述的许多呼吸法和形象化策略都是为了帮助孩子调节情绪、平静身体、激活大脑、释放消极能量或情绪以及集中注意力。在练习瑜伽体位和呼吸时,引导式想象是一种鼓励想象和形象化的有效方法。成人可以使用和鼓励描述性语言来帮助孩子想象一个场景、一种特定的动物、颜色、感觉或情绪来帮助他们进入大脑中负责想象和形象化的部分。形象化策略也可以帮助孩子利用他们的 5 种感官(视觉、听觉、触觉、味觉和嗅觉)来帮助孩子记忆和学习。在《借助引导式想象和孩子学习、创造与放松》(In *Spinning Inward*:*Using Guided Imagery with Children for Learning*,*Creativity & Relaxation* 1987)一书中,默多克(Murdoch)探讨了感官在记忆和学习中扮演的角色。她的结论是,当孩子们的活动与感官体验联系在一起时,他们可以更容易地获取信息和记忆。她描述了如何利用意象和形象化来增强记忆、创造力以及更好地放松。在这本书中写到的许多有其他障碍的儿童可能会在想象和语言形象化等方面面临困难。书中所描述的意象和教学策略的结合将会帮助孩子在练习呼吸技巧时描绘出一幅图片。这也帮助孩子们记忆信息供未来练习使用。

呼吸教学

注意:本章和接下来的章节中建议采用鼻子吸气的方式,而不是用嘴。目的是鼓励孩子们在吸气时保持嘴唇紧闭。

张口呼吸:用嘴巴吸气会使血压升高,增加呼吸问题,同时会发展成胸式呼吸模式而不是腹式呼吸模式;降低二氧化碳含量,减缓血液循环;加重哮喘和睡眠呼吸暂停,使大脑、心脏和其他器官丧失最佳氧合状态。

鼻腔呼吸可以过滤和润湿进入肺部的空气。通过鼻子吸气可以支持缓慢的腹式呼吸;支持健康清洁呼吸;增加心脏、大脑和其他器官的氧合作用。

腹式呼吸

预先准备

用一个气球作为示例展示一下腹部充气的样子。把气球吹起来,告诉孩子他们的肚子会变得和气球一样鼓。将气球放在肚子前面,作为可视化工具展示肚子如何一点点鼓起来。利用一张气球的图片作为接下来练习中会用到的可视化工具。让孩子想象一个气球。看看自己的气球是什么颜色。吸气时,看着气球一点点充满。呼气时,看着气球一点点变瘪。听一听气球充满和排空时空气流动的声音。

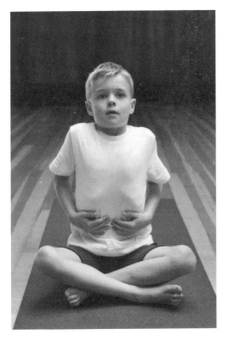 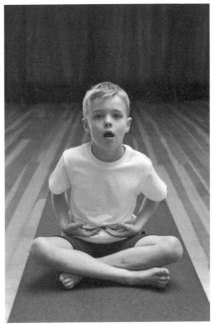

练习指导

1. 盘腿坐,或者孩子可以躺下,更放松。
2. 把双手放在肚子上。
3. 抿紧嘴唇。
4. 吸气(通过鼻子),让肚子像气球一样鼓胀。
5. 呼气,像给气球放气一样。
6. 重复 4~5 次。

益处

培养呼吸意识,学会放松、形象化,帮助消化。

蜂鸣呼吸

预先准备

向孩子展示一张蜜蜂的图片。询问孩子蜜蜂是什么颜色。让孩子闭上眼睛,在脑海中想象蜜蜂的样子,感受柔软的毛茸茸的蜜蜂,想象蜜蜂在一朵美丽的花蕊中"嗡嗡"采蜜,在深呼吸的同时聆听其中的声音。

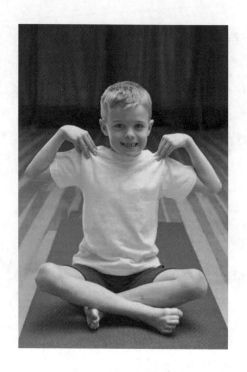

练习指导

1. 在椅子上坐直,双手放在大腿上,或盘腿,双手放在大腿上。(可以让孩子模仿蜜蜂张开翅膀——手指放在肩膀 / 手肘弯曲。)

2. 深吸一口气。

3. 呼气时发出"嗡嗡"的声音,像蜜蜂一样,直到将呼入的空气全部呼出。(如果孩子觉得舒服,你可以建议他们用手掌捂住耳朵,闭上眼睛,听"嗡嗡"声。)

4. 重复 4~5 次。

5. 询问孩子呼吸时的感觉。

益处

激活大脑;缓解压力和紧张;有助于减少失眠;缓解沮丧、愤怒和焦虑情绪,当孩子无精打采、困倦、沮丧或焦虑时,做个深呼吸。

海浪呼吸(乌加依呼吸,也称喉呼吸)

预先准备

和孩子聊聊海浪的声音(播放海浪的视频,或者向孩子展示海洋的图片,同时播放大海声音的音频)。画一幅蓝色海洋的图画,想象温暖的海水没过双脚、温暖的阳光照耀着身体的感觉,在呼吸中聆听海浪的声音。

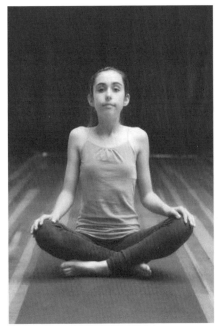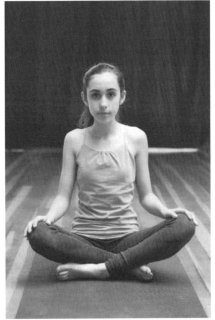

练习指导

1. 坐在椅子上,双手放在膝盖上或盘腿坐,双手放在大腿上(也可以让孩子躺在垫子上)。

2. 抿紧嘴唇。

3. 用鼻子吸气。

4. 保持嘴唇紧闭。

5. 用鼻子呼气。

6. 重复 4~5 次。

益处

舒缓神经系统;放松身心;改善睡眠。

兔式呼吸

预先准备

给孩子展示兔子嗅蔬菜的图片。让孩子想象自己是花园里的一只兔子。看一看花园里的蔬菜和水果的颜色;闻一闻蔬菜和水果的芳香;品尝一种蔬菜或水果,说一说它是脆脆的还是甜甜的呢?

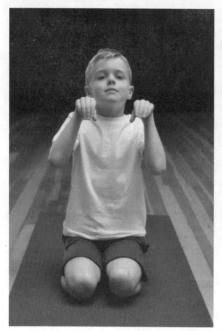 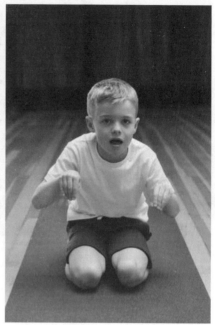

练习指导

1. 坐在脚跟上或椅子边缘处。
2. 双手做兔爪状。
3. 深吸气使其充满肺部,闻一闻花园里蔬菜的味道。
4. 呼气,发出"哈——"的声音,就像闻到味道好的东西一样。
5. 重复 4~5 次。

益处

平静思绪;激活大脑;净化心灵;减轻挫败感、愤怒和焦虑。

三步呼吸法

预先准备

预先教给孩子呼吸会用到的 3 个身体部位(腹部,肋骨,上胸部)。让孩子把手放在肚子上,然后放在肋骨上,然后放在锁骨下面的上胸部。一边把手放到不同位置,一边说"腹部""肋骨"和"胸部",重复 4~5 次。感受腹部、肋骨和胸腔充满空气的感觉。

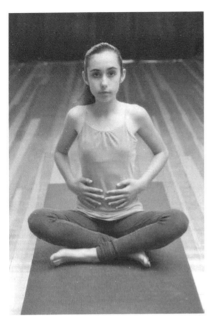
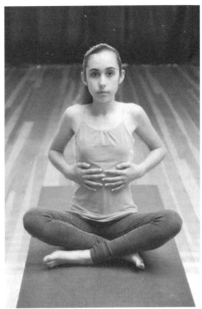

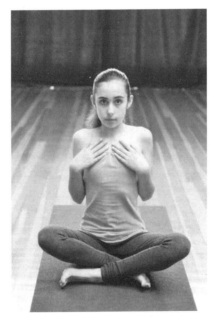

练习指导

1. 盘腿坐或坐在椅子的边缘（也可以让孩子仰卧躺在垫子上）。
2. 身体坐直。
3. 抿紧嘴唇。

4. 手放在肚子上。

5. 吸气,用鼻子将空气吸入腹部(使腹部鼓起)。

6. 呼气,用鼻子呼出空气。

7. 手放在肋骨上。

8. 吸气,用鼻子将空气吸入肋骨(使肋骨鼓起)。

9. 呼气,用鼻子呼出空气。

10. 手放在胸前。

11. 吸气,用鼻子将空气吸入胸腔(使胸腔鼓起)。

12. 呼气,用鼻子呼出空气。

13. 重复 2~3 次。

益处

将意识放到身体的正面;放松身心;血液与氧结合;清理肺部;帮助消化。

张口呼吸

预先准备

告诉孩子肺部在哪里,向孩子展示肺部图片,并且跟孩子聊聊为什么肺像气球一样。双手放在胸前,深吸气,让肺部充满空气,胸部扩张,伸出双手向外推。呼气,收回双手靠近身体。

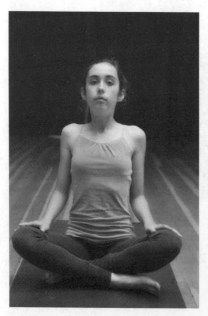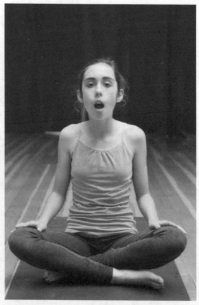

练习指导

1. 盘腿坐或坐在椅子边缘。

2. 身体坐直。

3. 用鼻子深吸一口气,充满肺部。

4. 通过嘴巴呼出并发出"哈——"的声音。

5. 重复 4~5 次。

益处

放松;缓解神经紧张;增加肺活量。

电梯式呼吸

预先准备

向孩子展示电梯的图片或一段电梯上下移动的视频。告诉孩子"呼吸时,让我们的身体像电梯一样上下移动。我会记录你的电梯一共上下运行了几层。"

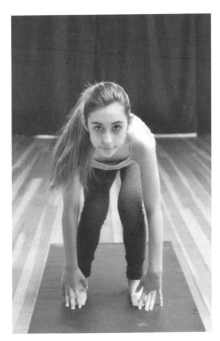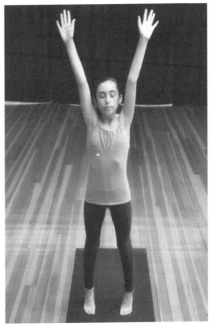

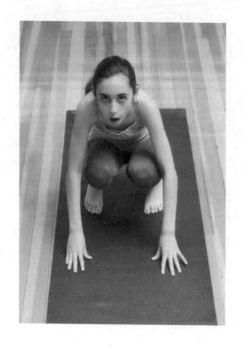

练习指导

1. 蹲下,将手指放在垫子上。

2. 用鼻子吸气,慢慢地站起来,数 1、2、3。

3. 踮起脚尖(可以稍作调整并保持双脚平放站在地上)。

4. 将手臂向上伸展。

5. 用嘴呼气,下蹲数 3、2、1。

6. 重复 3~4 次(也可以每次对孩子说"我们的电梯要再上一层",以增加呼吸的长度,从 1 数到 5 结束)。

益处

放松;缓解神经紧张;增加肺活量。

鼻孔交替呼吸

预先准备

注意:为了让手指保持协调,手指放置的位置在传统的鼻孔交替呼吸法基础上进行了修改。在做呼吸练习之前,教会孩子区分拇指和食指。如有需要,可以在拇指上粘一个贴纸,用一根烟斗通条像戒指一样缠绕在手指上,让孩子确定呼吸练习中会用到哪根手指。红色贴纸和烟斗通条绑在右手上,淡紫色贴纸和烟斗通条绑在左手上。用手指着鼻孔教孩子鼻孔就是鼻子上的两个小洞,左右各有一个。

练习指导

右手(绑有红色贴纸和烟斗通条)

1. 用右手拇指按住右鼻孔。

2. 用左鼻孔吸气。

3. 拿开右手拇指。

4. 用示指按住左鼻孔。

5. 用右鼻孔呼气。

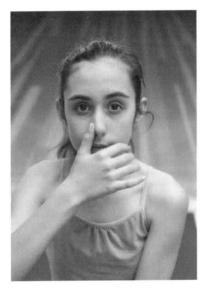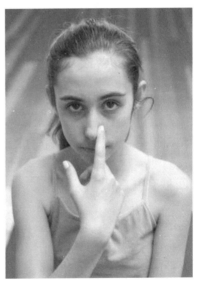

左手(绑有淡紫色贴纸和烟斗通条)

1. 用左手拇指按住左鼻孔。

2. 用右鼻孔吸气。

3. 拿开左手拇指。

4. 用左示指按住右鼻孔。

5. 用左鼻孔呼气。

6. 两侧各重复练习 2~3 次。

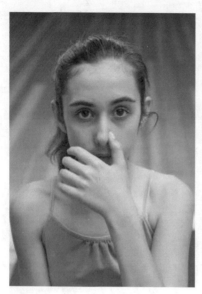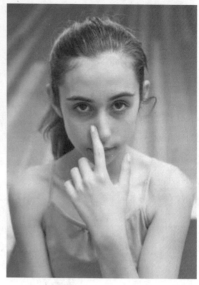

益处

激活大脑;让神经系统平静下来;提高大脑功能;将左脑和右脑的"思考"和"感觉"功能相结合;改善睡眠;帮助放松。

二四秒交替呼吸

预先准备

可以提前制作带有颜色和情绪的图片或准备图片交换沟通系统,为需要更多视觉支持的孩子提供视觉提示。

告诉孩子我们将通过呼吸让身体平静下来,让负面情绪发泄出来。询问孩子什么颜色让他们感到平静或快乐。写下这些颜色和情绪,例如,蓝色 = 高兴;或者让孩子选择彩色图片或图片交换沟通系统。询问孩子愤怒、焦虑、挫折、担心等是什么颜色的。写下这些颜色和情绪,例如,焦虑 = 红色;或让孩子选择情绪图片或图片交换沟通系统。告诉孩子我们要吸入蓝色且幸福的情绪,呼出红色且焦虑的情绪。

练习指导

1. 盘腿坐在椅子上或躺在垫子上。
2. 闭上眼睛(如果孩子需要更多的形象化支持,眼睛可以睁开)。
3. 抿紧嘴唇(一起做像拉拉链一样抿紧嘴唇的动作)。

4. 看蓝色图片,看到一张开心的脸。

5. 用鼻子吸入愉快的情绪,数 1、2。

6. 看红色图片,看到一张焦虑或忧虑的脸。

7. 用鼻子呼出焦虑的情绪,数 1、2、3、4。

8. 鼓励孩子呼出所有的焦虑情绪。

9. 重复 3 次。

10. 吸入蓝色且幸福的情绪,数 1、2。

11. 呼出红色且焦虑的情绪,数 1、2、3、4。

益处

舒缓神经系统;减少睡眠障碍、失眠和焦虑。

渐进放松法

渐进放松法可以帮助睡前放松,促进更好的睡眠。渐进放松法可以在垫子上、毯子上、沙发上或孩子的床上完成。

渐进放松法是一种缓解身体紧张的技巧。绷紧身体肌肉,然后放松肌肉,身体就能释放压力,进入一个更加放松和平静的状态。渐进放松法能够增强身体意识,帮助孩子学习并将身体部位联系在一起,释放紧张、压力和焦虑。

预先准备

让孩子坐着看着大人。成年人向孩子解释握紧、拉紧,挤压或收紧等这些词语的意思。向孩子展示如何握紧、拉紧、挤压或收紧身体的肌肉(例如,成年人握紧手指,握成拳头,然后说:"我握紧了我的手指")。一边握紧拳头,一边从 1 数到 5,然后松开手指,说:"我放松手指。"再给孩子重复一两个不同身体部位的例子。舒缓的音乐可以帮助创造一个平静放松的环境。

练习指导

1. 仰面躺下。

2. 两脚打开。

3. 两臂打开。

4. 闭上眼睛,用力挤压,数 1、2、3、4、5。

5. 放松眼睛。

6. 嘴唇紧闭微笑,数 1、2、3、4、5。

7. 放松嘴唇。

8. 握紧拳头,数 1、2、3、4、5。

9. 放松手指。

10. 将手肘紧绷在身体一侧,数 1、2、3、4、5。

11. 放松手臂。

12. 肩膀耸起与双耳同高,保持 5 秒钟。

13. 放松肩膀。

14. 收紧腹部肌肉,数 1、2、3、4、5。

15. 放松腹部的肌肉。

16. 收紧臀部肌肉,数 1、2、3、4、5。

17. 放松臀部肌肉。

18. 双腿收紧并拢在一起,数 1、2、3、4、5。

19. 放松双腿。

20. 收紧脚趾,保持 5 秒。

21. 放松脚趾。

22. 允许孩子中途休息 1~5 分钟。(如有特殊需要,休息时间可以延长)

益处

缓解肌肉紧张和肌肉痉挛;减少焦虑;缓解失眠和疲劳;舒缓神经系统;帮助健康消化。形象化或引导式想象可以用来在拉紧和放松身体肌肉后促使长时间的放松。

引导式想象示例

想象一下你在沙滩上躺在一条毛巾上。在温暖的阳光照耀下,你的身体是放松的。毛巾又软又舒服,你的身体是放松的。听到海浪的声音,你的身体是放松的。感受到阳光的温暖,你的身体是放松的;看到蓝色的波浪,你的身体是放松的。

5

情绪与沟通

    有效的语言技巧对于沟通的想法和需求、表达情感和情绪,以及与周围人交流沟通非常重要。语言发展对认知发展、学习、社会交往和情绪调节至关重要。语言处理是指人类用语言表达自己的情感、思想和想法,以及如何处理和理解这些交流方式。许多有特殊需要的孩子,尤其是孤独症谱系障碍儿童,在语言处理上有很大的困难,同时难以理解和表达情绪。语言处理缺陷指的是理解或处理语言(语言接受)时有困难或难以有效地表达思想或想法(语言表达)。一些有特殊需要的孩子也可能确诊患有听觉处理障碍。这种障碍的特点是难以理解和处理所听到的信息。这并不一定意味着孩子有听力损失,而是他们的大脑无法正确处理或解释听觉信息。一般认为这些困难是由中枢神经系统功能障碍引起的。

    语言处理缺陷可能同时伴有言语和语言困难、学习障碍、注意缺陷或发育障碍等症状。许多有特殊需要的孩子也可能出现社交沟通困难。孤独症谱系障碍儿童通常在这方面面临挑战。社交(语用)沟通障碍的特点是,在自然语境中,语言和非语言的社交使用都有困难,进而影响语言理解、与他人的交流和社会关系。有语言和沟通障碍的孩子经常在单词检索和记忆学过词汇方面遇到困难。他们可能还会遇到把单词组合成完整的句子、解码单词、理解书面语言和口语等问题。在语言和沟通上有困难的孩子,尤其是孤独症儿童,可能也难以理解和表达情感。

    理解和表达情感的能力从出生就开始了。通常在 12 个月大的时候,孩子可以通过观察父母脸上的表情来分辨他们的情绪。孩子们通过观察周围环境中的其他人开始培养模仿语言、表情、手势和身体动作的能力。这种模仿他人的能力是培养社会技能和与他人建立社会关系的一个重要因素。孤独症儿童尤其难以模仿他人。在儿童和青少年时期,遵循典型发展规律的孩子会继续培养同理心和自我调节技能,分辨他人的情绪和观点,自身应该如何回应他人微妙的言语或手势情感暗示,以及自身应该如何调节和回应自己的情绪。正如本书中写道的那样,许多有特殊需要的孩子,没有遵循典型发育的规律,在情绪调节、观察其他人以及语言和交流方面有困难。很多有特殊需求的儿童可能不会出现语言处理缺陷,但可能会遇到注意力持续时间较短、自我调节能力弱、不会观察他人的问题,这可能直接影响孩子的沟通能力、有效表达情感和发展适当的社交技能。这种表达和接受语言困难,难以调节情绪,易冲动和自我调节困难常常导致行为问题,比如发脾气或对他人、自己有攻击性行为。想象一下,你感到愤怒、焦虑或担心,却不具备有效表达或传达这些情绪的能力。本章建议的许多呼吸策略和活动都能帮助这些孩子释放和表达情绪、学习自我监控和自我调节技巧,同时能够培养语言、词汇、社交技巧和交流的能力。

情绪的释放、表达和交流,情绪和身体状态的自我监控和调节

许多有特殊需求的孩子缺乏表达自己情绪或唤醒状态的有效策略。他们可能难以识别自己感受到的情绪,也无法将这些感受与身体状态的变化联系起来。当孩子们感到沮丧、焦虑、愤怒或不安时,他们可能会迅速爆发。他们往往倾向于以一种身体行为的方式"表现出"自己的情绪,比如摔东西、攻击他人、自我伤害、逃跑、发脾气或"封闭自己"或孤立他人。这些行为可能是在释放身体的紧张,同时尝试着释放或避免难过、不舒服的情绪。本章推荐的呼吸策略可以教孩子分辨他们可能感受到的情绪(交流)、对自己身体的感受(自我监控)以及用什么样的呼吸策略来释放这种情绪即自我调节。这种策略可以帮助有特殊需求的孩子用健康的方法和策略来传达自己的感受,释放身体的负面或不舒服的情绪。

培养语言、词汇、沟通和社交技能

借助视觉提示、语言表达、形象化策略和引导式想象,帮助有特殊需要的儿童开发语言和词汇,进而帮助其提高沟通和理解能力。将瑜伽体位和动物或其他物品联系到一起,为引导式想象、形象化呼吸策略和体位提供丰富多彩的描述性语言,加快了词汇开发,鼓励孩子运用更丰富的语言进行交流。无论是口头文学还是非语言形式的文学,有语言或沟通困难的儿童接触到环境中的图片越多,他们越有可能以某种形式培养语言和交流。图片和视觉提示增强语言记忆、信息处理和沟通。天宝·格兰丁(Temple Grandin)是《图像式思维方式与我的孤独症人生其他方面的报道》(*Thinking in Pictures and Other Reports from My Life with Autism*)一书的作者,她描述了视觉支持对处理信息的重要性。格兰丁(Grandin)说:"诸如上、下这些表示空间的词汇对我来说都没有任何意义,直到我能找到一个形象化图像把这些概念固定在我的记忆中。"(1995,p.30)。重复语言以及与带文字的图像或意象的双重接触增加了患者理解和领会的可能性。《可视化和言语化》(*Visualizing and Verbalizing*)一书的作者南慈·贝尔(Nanci

Bell）认为儿童难以理解口语和书面语是因为意象概念理解能力较弱。贝尔将心理意象描述为创造成像形式或"完整"图像所必需的主要感官认知因素（2007，p.10）。概念意象理解能力弱可能导致阅读理解能力欠缺，缺乏写作技能和批判性思维，口头表达和口头语言理解能力跟不上，缺乏会话技巧和方向感。她解释了教孩子们用形象化语言表达他们所想象的东西如何帮助孩子理解和交流。许多有特殊需求的孩子表现出概念意象理解差。本书中介绍的体位和呼吸包括鼓励孩子使用所有 5 种感官的语言和形象化。孩子们将学习词汇，以及如何描绘和描述动物、颜色、声音、气味、风景、天气或温度、情绪，身体部位和纹理。研究也表明，有特殊需要的儿童可以通过动觉和运动经历更容易地学习语言。哈佛教授霍华德·加德纳（Howard Gardner）介绍说，我们每个人都有 8 种不同智力。他将身体／运动觉指定为一种类型智力，并称个人可以通过运动了解身体或身体部位。他认为运动可以增强空间智力，能够增强音乐、语言、逻辑或数学、人际关系和内省能力（Gardner 1991）。孩子通过游戏、实验、探索和发现，从经验中学习。大脑实际上可以因为经验而改变。这些运动的经验可以帮助孩子学习新词汇，增强大脑关联和发展交流。瑜伽运动和运动觉经验有助于孩子的整体学习，通过身体运动，孩子可以将词汇、语言与周围的世界联系起来。

环境布置

呼吸策略在各种环境中都能教授。然而，营造一个用来做呼吸活动和表达情绪的氛围能帮助孩子养成一种习惯。同时，孩子在探索各种呼吸策略时，能有一个安全、可预知的场所来表达自己。

房间布置的建议：

· 在指定的房间放置一把椅子或一块垫子，鼓励孩子在想要表达情绪和做呼吸活动时来到这里。

· 在墙上或在指定的地方放置代表情绪的图片，供孩子选择来帮助他们交流感受（愤怒、沮丧、担忧、害怕、悲伤、焦虑等）。

· 将选定的与情绪相关的动物、物品和呼吸活动的图片挂在墙上或指定地点。

· 必要时通过计时器帮助孩子记录探索一项呼吸活动所需要的时间，然后再进行下一项新的活动。

注意：前一章所提到的呼吸策略也可以作为平静或激励的呼吸活动的选择。向成年人提供体位练习前后的形象化和交流的建议以供参考，来改善孩子的语言、沟通和想象。沟通技巧不同，每个孩子在表达或反馈的能力上都会有所不同。简单地使用形象化资料，鼓励孩子去探索呼吸策略，将会帮助他们释放身体的紧张感，以及他们感到的不适或难以控制的情绪。

龙式呼吸

预先准备

给孩子看一幅龙喷火的照片。跟孩子聊聊龙身体里的热量是如何产生的，以及为什么需要通过呼吸排出。询问孩子当他们感到愤怒或沮丧时，是否感到身体很热。引导孩子在脑海里想象出一条龙的样子，同时告诉像龙一样释放愤怒或沮丧的情绪。

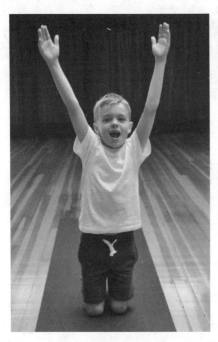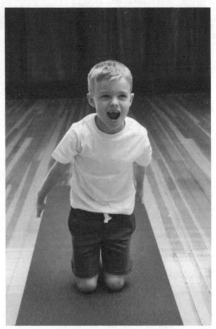

练习指导

1. 跪在垫子上，想象身体满腔热火。也可以适当调整姿势为盘腿坐在垫子上或椅子上。

2. 用鼻子吸气，双手向上向天花板伸展（龙翼）。

3. 手臂（龙翼）向后指向房间后侧。

4. 通过呼吸将火放出，发"哈——"的声音。

5. 重复 4~5 次。

练习后

让孩子描述龙是什么样子,例如龙是什么颜色的,它的羽翼是什么颜色的,它的皮肤摸起来会是什么感觉,以及释放热量后身体感觉如何。

益处

释放愤怒、缓解紧张和沮丧情绪。

火山式呼吸

预先准备

给孩子看一张火山爆发的图片。聊聊火山是如何积蓄热量,然后爆发的。问问孩子,他们是否觉得自己有像火山爆发一样的时候。让孩子在脑海里想象火山爆发的情景。告诉孩子他们将会变成一座火山,释放身体的愤怒或紧张情绪。

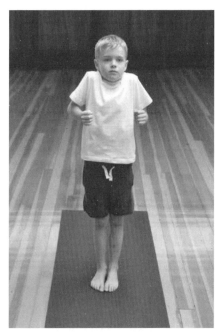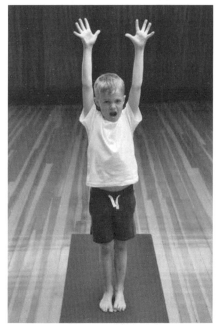

练习指导

1. 站在垫子上,想象身体满腔热火。
2. 双手握拳放在身体两侧。
3. 用鼻子深吸气。

4. 双臂向天花板伸展。

5. 通过呼吸将热量呼出，发出"哈——"的声音。

6. 重复 4~5 次。

练习后

让孩子描述一下火山是什么样子的，释放出身体的能量以及发泄了愤怒或紧张后有什么感觉。

益处

释放愤怒、缓解紧张情绪。

狮子式呼吸

预先准备

给孩子看一张狮子的图片。跟孩子聊聊狮子是多么强壮和无所畏惧。当狮子吼叫时，能释放恐惧或忧虑。询问孩子是什么让他们感到担心或害怕。告诉孩子，他们要把自己想象成一头狮子，然后通过狮子般的"吼叫"释放恐惧、担忧、焦虑或愤怒。

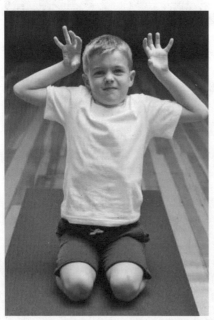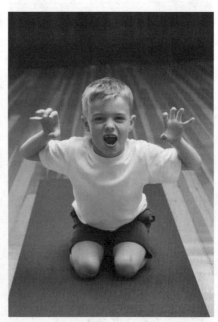

练习指导

1. 跪坐,臀部放在脚跟上。
2. 装作一头藏在灌木丛中的狮子。
3. 手肘弯曲,将手像狮子爪子一样放在脸颊两侧。
4. 用鼻子吸气。
5. 准备突袭。
6. 伸手(爪子)向前,像狮子一样吼叫。
7. 发出狮子吼叫的声音。
8. 重复 4~5 次。

练习后

让孩子描述一下自己想象的狮子是什么样的(狮子的皮毛摸起来什么感觉,狮子是什么颜色等等)以及释放恐惧、担忧、愤怒或焦虑之后的感觉。

益处

释放恐惧、担忧、焦虑或愤怒。

猫式呼吸

预先准备

向孩子展示一只弓着背发出"嘶嘶"声的猫的图片。让孩子想想他们害怕的事情或者让他们感到焦虑的事情。

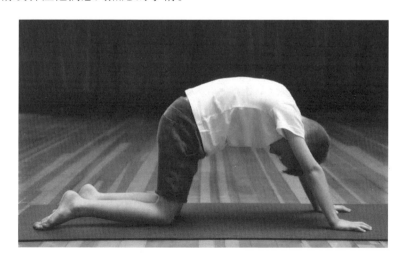

练习指导

1. 跪在地上。
2. 把手掌放在垫子上。
3. 后背保持水平,像桌子一样。
4. 用鼻子深吸气。
5. 弓背,像猫一样"嘶嘶"作叫。
6. 用鼻子吸气,背挺直。
7. 像猫一样"嘶嘶"呼气。
8. 重复 4~5 次。

练习后

让孩子描述一下他们想象的猫是什么样子的,例如猫是什么颜色的,它的皮毛是摸起来什么感觉等等,说一说恐惧和焦虑释放后的感觉。

益处

释放恐惧或焦虑情绪。

眼镜蛇式呼吸

预先准备

向孩子展示一张蛇吐信子的图片。询问孩子害怕什么,或者是什么让他们感到焦虑。

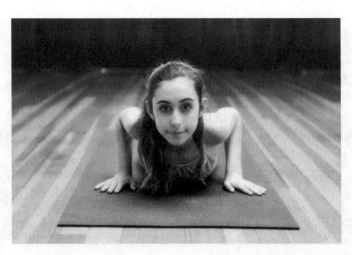

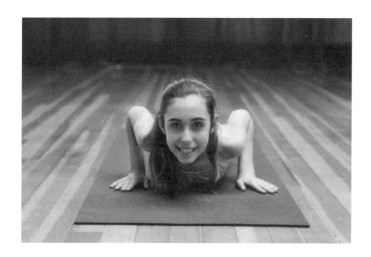

练习指导

1. 腹部贴在地垫上。
2. 手掌放在肩膀下方垫子上。
3. 用鼻子吸气,抬起头和肩膀离开垫子。
4. 像蛇一样"嘶嘶"呼气。
5. 重复 4~5 次。

练习后

让孩子描述一下他们想象的蛇是什么样子的。例如它的皮肤摸起来是什么感觉,蛇摸起来是冰凉的还是温热的,蛇是什么颜色等等。最后一定要说一说释放恐惧或焦虑的感觉。

益处

释放恐惧或焦虑。

"随它去"呼吸法

预先准备

让孩子说出或画出让他们感到担心或焦虑的事物。成年人可以建议孩子分辨他们执着于或经常关注的事件、持续的担忧或恐惧。

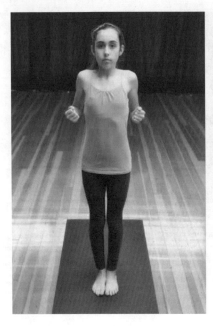 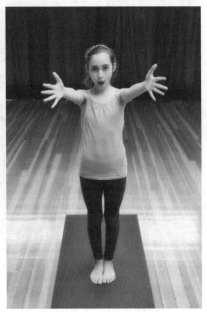

练习指导

1. 站在垫子上或坐在椅子上。

2. 手臂向前伸。

3. 用拳头抓住担心或恐惧。

4. 用鼻子吸气,把拳头放在腹部。

5. 张开嘴呼气,发出"哈——"的声音。

6. 卸下担心或恐惧(像扔篮球一样)。

7. 手指完全张开。

8. 静静地感受。

9. 重复 4~5 次。

练习后

引导孩子说出放下担心或恐惧的感觉。

益处

释放紧张、担心或焦虑情绪。

"我不知道,随它去吧"呼吸法

预先准备

引导孩子思考一些他们不知道如何做的事情,或者对他们来说很难做到的事情。可以让他们把这样的活动画在一张纸上或者用几个词汇记录下来。例如,孩子画了一张数学问题的图画。跟孩子聊聊当他们不知道如何处理某些问题或者某件事做得不完美时,怎样解决比较好。当我们做一些困难的事情或者我们不知道如何去做的事情时,我们可以练习这个呼吸法。

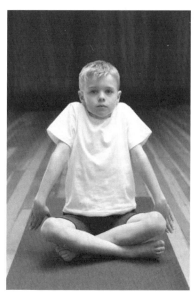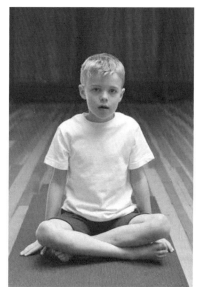

练习指导

1. 盘腿或在椅子上坐直。
2. 用鼻子吸气,将肩膀耸起至耳朵处(想着"我不知道")。
3. 呼气,发出"哈——"的声音(想着"随它去吧")。
4. 重复 4~5 次。

练习后

引导孩子说出放下担心和恐惧的感觉。

益处

释放紧张、担心或害怕犯错的情绪。

6

瑜伽体位法

　　正如本书第一章中"瑜伽是什么?"所讲述的,练习体位法对儿童有很多益处,包括强化神经系统、帮助消化、改善睡眠模式、促进血液循环和改善整体健康等。此外,练习瑜伽体位法通过增强体力和灵活性,提高身体意识,增强平衡感和协调性,调节感统失调,增强运动技能,保持注意力,增强自尊自信心,以及更有效地管理压力等方法,来帮助孤独症和有特殊需要的儿童。本章所介绍的体位法一一列出了每一个体位的好处,用于区分哪一个体位可以满足有特殊需要的孩子的个人需要。

呼吸法注意事项

　　应该鼓励孩子在练习瑜伽体位时继续练习呼吸法。每个体位都有特定的呼吸策略。如果孩子不能正确地练习呼吸,只需鼓励孩子进行呼吸即可。专注于呼吸能培养呼吸意识,并鼓励孩子不要在练习体位时屏住呼吸。

其他注意事项

　　由于有特殊需要的孩子在语言处理能力方面有不同程度的困难,感官接受包括外部声音和噪声和焦虑程度不同,有不同程度的强迫症行为和其他行为,因此在向孩子介绍瑜伽时,成年人了解可能遇到的特殊触发点、困难以及孩子的需要是十分重要。由于在练习特定的体位和呼吸策略时会有一些禁忌证,因此了解孩子的健康状况或病情诊断同样很重要。

瑜伽练习规则

CHILL 原则:

声音平静(**C**alm voice)

玩得开心(**H**ave fun)

注意控制（In control）

耳朵倾听（Listening ears）

眼睛观看（Looking）

你会用到：

· 瑜伽垫（最好是纯色无图案的,垫子上的图案可能会分散注意力或让孩子感到困惑）

· 彩色橡胶圈

· 图片 / 视觉资料

· 彩色手链（见第 3 章中的"方向概念教学活动"——红色 - 右,浅紫色 - 左）

其他建议材料：

· 瑜伽块

· 舒缓音乐

· 瑜伽毛毯

· 眼枕

瑜伽体位术语

坐——任意坐着的体位。

卧——任意躺着的体位。

站——任意站立的体位。站立体位有助于增强身体的力量,有助于体位健康。

平衡——个人用一只脚或身体某一部位保持平衡的任何体位。平衡体位有助于增强身体的力量,增强注意力。

屈曲——任何脊椎屈曲的体位（向前弯曲或横向弯曲）。向前弯曲的姿势会增加脊柱的柔韧性,缓解背部和颈部肌肉的紧张,通过激活副交感神经系统来减少焦虑,从而产生一种平静和放松的感觉。横向弯曲体式增强斜肌,增加脊柱的灵活性和支撑平衡。

伸展——脊柱伸展的任何体位（背部弯曲姿势）。背部弯曲可以打开身体的前部,调整脊柱,支持健康的姿势,增强免疫系统,帮助减少抑郁。

扭转——脊椎扭曲或旋转的任何体位。扭转体位有助于恢复脊柱自然的运动范围,清洁和解毒内部器官,有助消化健康和促进血液循环。

倒转——任何头部位置低于心脏的体位。倒转体位通过倒转体内血液流动和激活免疫系统,可以改善血液循环。本书中建议的倒转平静方式(下犬式和靠墙倒箭式)通过激活副交感神经系统来减少焦虑。

环境布置

安全

为孩子创造一个安全的、可以四处走动的空间。挪走地板上任何孩子可能会踩踏的物体。给孩子留出足够的空间练习体位，避免撞到家具或物品上，也不要被家具或物品绊倒。

边界

为孩子创造一个视觉边界，让孩子在练习中知道自己站立的地方以及身体所处的位置。对孩子来说瑜伽垫是一个很好的视觉边界和物理边界。如果某个体位需要孩子站在更具体或指定的位置时，橡皮圈也可以作为辅助工具。

空间

在练习环境中留出足够的空间让孩子四处走动和练习体位，不要让孩子感到空间狭窄或压抑。

感官支持

孩子练习体位的地方应当避免明亮的灯光、声音嘈杂或其他可能让孩子的感官系统感到不适的因素。舒缓的音乐可以让人平静，是有助于放松的听觉感官；然而，有些感官统合失调的孩子可能会因此分心。

服装

尽可能让孩子穿着舒适和/或宽松的衣服。穿衣厚度应当适合房间温度，以免太热或太冷。鼓励孩子赤脚练习瑜伽体位。如果孩子不喜欢赤脚，可以穿袜子，最好穿防滑袜子来练习体位。

工具和道具

如有需要，可以使用本章"瑜伽练习规则"部分建议的工具和材料来帮助孩子练习体位。

其他注意事项

平衡

如果孩子总是在同一侧练习体位，应当让他们尝试调动身体的另一侧。同时运用身体两侧有助于激活大脑的左右半球，促进全脑整合和运动协调。

修改与思考

对于肌张力低下或有较严重的协调和平衡困难的孩子,可以从坐和卧两个体位开始教起。许多唐氏综合征儿童的关节可能过度柔软,可以很容易使骨关节过度伸展。鼓励他们在向前弯腰时弯曲膝盖,避免练习体位时过度伸展关节。在孩子的瑜伽练习中加入站立体位。站立体位可以帮助孩子稳定膝盖和脚踝的肌腱和软骨。如果一个孩子超重或肥胖,应避免趴在地上练习的体位。肚子着地趴在地上会挤压肺部,呼吸困难。应当实时监控孩子的呼吸和身体对体位的反应。如果孩子不能自主呼吸,看起来似乎过于紧张或者练习某体位对于孩子来说太困难,那么应当调整该体位或放弃练习该体位。虽然瑜伽可以作为癫痫发作的辅助疗法,但时刻注意孩子是否癫痫发作十分重要。了解孩子癫痫发作的频率以及触发原因,将有助于区分可能有风险的体位(例如平衡体位),同时做好癫痫发作的应对措施。练习平衡体位时,可借助桌子、椅子或墙壁进行调整,有助于维持平衡和确保安全。

多样化练习

在孩子的练习计划中加入多种体位,包括坐姿、仰卧、站立、平衡、屈曲、伸展和倒转体位等(注意调整和综合考虑)。

呼吸

练习任何体位都应鼓励孩子进行呼吸。正念呼吸使得身体进入一个更加放松和专注的状态,这将有助于保证孩子练习体位时的安全,同时让练习体位的好处实现最大化。本书中每个体位都配有建议的特定类型呼吸法。尽管书中推荐了呼吸策略,但是如果推荐的呼吸法对孩子来说太过困难,只需要把注意力放在孩子的呼吸意识上即可。孩子在练习呼吸策略时不必过度紧张。如果呼吸策略太困难或太抽象,最简单的缓慢而稳定地张开嘴吸气和呼气仍然能让孩子得到缓解。

可预测性

对于许多有特殊需要的儿童尤其是孤独症儿童来说,可预测性十分重要。无所期待,也不知道活动可能持续的时间,会让孩子感到不安和焦虑。许多有特殊需要的儿童很难理解或认知时间概念。固定活动和可预测性能带来一种秩序感,让孩子减少被环境支配的感觉。尽可能固定孩子练习瑜伽的时间,将帮助孩子有所期待,同时向他们提供确定活动的时间和时长参考。制定一个可预测的例行活动将帮助孩子学习常规。重复和相同有助于孩子学习、记忆信息和增强独立性。

激活与平静

要注意那些能让人精力充沛和平静的体位。如果一个孩子高度焦虑,那么练习能够让神经系统平静下来的体位更为合适。大多数向前弯曲的体位有助于对抗焦虑以及激活副交感神经系统。一般来说,更多的恢复性体位有助于改善睡眠模式,减少失眠,最好在睡觉前进行练习。大多数的背部弯曲、平衡和站立体位能使人的大脑和身体充满活力,也能起到减轻压力和焦虑作用。激活的体位对精力充沛和极易分心的孩子来说也有好处,因为这些体位需要消耗更多体力以及更为集中的注意力。如果想要让孩子的身体平静下来,从更具激活性的体位开始,以更具恢复性的体位结束是很有帮助的。

本章中对描述的体位提供了与之相关的镇静性或激活性的信息,以及每种体位具体的好处。激活和平静体位的组合能让孩子达到练习平衡。每个孩子对体位的反应各不相同。由成年人或指导者来确定孩子对每个体位的反应,以便制定适合于孩子的个性化练习方案。

时间

孩子练习特定体位时要注意时机。当你想让孩子放松时,例如睡前,选择舒缓和平静的体位。当你想让孩子精力充沛时,例如早上上学之前,选择令人振奋和激发活力的体位。避免让孩子在进食后进行体位训练。如果可以,在练习瑜伽体位之前至少留出 1~2 小时的消化时间。一个体位每次只能保持几次呼吸的时长。

体力和情绪

在练习瑜伽时,注意成人和孩子的情绪精力和心情十分重要。瑜伽给人一种积极平和的体验。在瑜伽练习中,成年人的情绪精力会转移到孩子身上。如果成年人用耐心和温和的语气来引导孩子,那么这种体验是最理想的。如果孩子对练习有抵触情绪,建议最好下次再练习瑜伽。

以家庭为单位练习瑜伽

瑜伽不仅对有特殊需要的孩子有益,对整个家庭也有好处。作为一个家庭,一起练习体位和呼吸策略将鼓励和帮助孩子练习瑜伽,并帮助长期和有特殊需要的孩子生活在一起的家庭成员减少压力、焦虑和紧张情绪。整个家庭在一起度过的平静、安宁、放松的时光可以愈合和增进关系。整个家庭,一起玩瑜伽游戏,是一起玩耍、相互交流、享受彼此的好时光。有特殊需要的孩子的父母、兄弟姐妹和家庭成员也可以从身体上和情感上从练习瑜伽中受益!

体位练习顺序

以下是为有特殊需要的儿童提供的关于日常瑜伽体位练习顺序的指南。这份指南只作为参考，可以根据每个孩子的具体倾向和需求进行调整。有特殊需要的孩子练习任何适合其能力水平的体位都可以从中获益，而且可能更倾向于一种体位。孩子对每一个体位的反应保持一致，将有助于成年人制订出一套既能激励孩子又让孩子熟悉的体位练习顺序。成年人在为孩子制订练习的顺序时，正如本章开头所说，需要考虑体力水平、情绪、一天中所占用的时间、能力、偏好、调整和顾虑等因素

1. 坐式或仰卧：练习瑜伽之初坐着或躺着（仰卧）是最好的姿势。这是集中注意力进行正念呼吸的好时机，采用第4章中建议的策略进行呼吸。

2. 脊椎唤醒：脊柱唤醒体位，如下犬式和猫式或牛式，开始缓慢地伸展脊柱并唤醒身体。

3. 拜日式：拜日式体位可以热身全身的肌肉，让身体为更深层的伸展体位做准备。这些体位同样充满活力和令人振奋。从一个体位过渡到另一个体位，有助于感觉统合。

4. 站立平衡体位：站立和平衡体位可以增强腿部肌肉，帮助培养核心稳定性，增强注意力和集中力，有助于感觉统合。

5. 站立前屈体位：站立前屈体位可以和站立平衡体位交替练习。这种从站立到向前弯曲的运动有助于感觉统合，同时也能使身体精力充沛或平静下来。

6. 温和后弯体位：温和后弯体位，例如鲨鱼式、眼镜蛇式和桥式等体位，既能恢复活力，也能让身体平静。

7. 坐位前屈体位：坐位前屈体位可以让孩子的身体运行慢下来，为休息做准备。

8. 坐式或仰卧扭转体位：坐式或仰卧扭转体位使脊柱免受屈伸运动的影响，并激活消化系统帮助健康消化。

9. 放松之前绷紧肌肉：鼓励孩子先绷紧肌肉，然后让他们放松（例如，海绵式，像海绵一样挤压身体，以释放身体紧张、压力或焦虑情绪，以及渐进式放松）。

10. 放松体位：这是最后的休息体位，鼓励孩子放松，保持静止以及激活副交感神经系统或休息系统。

11. 胎儿体位：让孩子保持胎儿体位进行侧滚，能帮助孩子缓慢而平稳地从瑜伽练习中过渡出来，以保持副交感神经系统的活跃。

12. 坐式结束体位：让孩子从仰卧体位慢慢坐起来，可以帮助保持神经系统处于平静状态。

13. 合十礼：正如本书的开头所述，根据个人喜好，成人可以选择用合十礼

结束练习,或者可以用其他喜欢的方式结束练习。告诉孩子们,他们各自独特的闪光点和特别之处,培养其自爱和自我感知。

体位法

放松体位或镇静体位

放松和平静的体位会激活副交感神经系统,使身体和大脑更平静,更放松。向前屈曲的体位,如布娃娃式、兔子式和乌龟式,以及更多的恢复姿势,如靠墙倒箭式、胎儿式和休息式等,能放缓身体代谢速度,让身体进入放松状态。放松或镇静体位有助于消化,减缓心率,让身体的肌肉和器官得到放松和修复。

儿童式

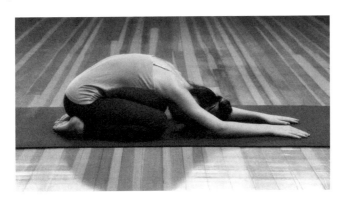

体位练习指导

1. 跪在垫子上。
2. 坐在脚跟上。
3. 膝盖分开。
4. 手指向上伸展。
5. 身体向前弯曲,额头放在垫子上。
6. 手指向前伸展,放在垫子上。
7. 手掌放在垫子上。
8. 呼吸。

呼吸法

· 喉呼吸
· 张口呼吸

益处

释放背部、肩膀和胸部紧张的肌肉;可以促进消化;伸展脊柱;轻轻拉伸臀部、大腿和脚踝;改善血液循环;伸展膝盖周围的肌肉、肌腱和韧带;平静身心;帮助减轻压力和焦虑;促进有力和稳定的呼吸。

身体意识

- 脚跟
- 膝盖
- 臀部
- 额头
- 手臂
- 手掌
- 手指

形象化

想象一种柔和的颜色或一个安静的地方。

调整

前额下放置瑜伽砖或毯子,膝盖下放毯子,膝盖分开或并在一起,加高膝盖后面的毯子。

岩石式

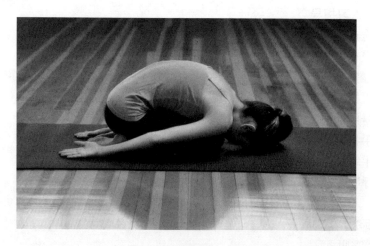

体位练习指导

1. 跪在垫子上。
2. 臀部坐在脚跟上。
3. 膝盖并拢。
4. 额头抵在垫子上。
5. 手指向脚跟方向伸展。
6. 两臂放松放在身体两侧。
7. 呼吸。

呼吸法

· 喉呼吸
· 张口呼吸

益处

拉伸臀部、大腿和脚踝;放松身体前部的肌肉;轻轻伸展背部的肌肉;减少压力和疲劳;平静和舒缓大脑和身体;正常化血液循环;增强免疫系统。

身体意识

· 脚跟
· 膝盖
· 臀部
· 额头
· 手臂

形象化

想象自己是草地上的一块岩石,温暖的阳光照耀着你,做一块安静的岩石,享受太阳的温暖。

调整

如果需要,可以抬起臀部离开脚跟,把折叠的毯子放在膝盖下。

盘腿式（简易坐）

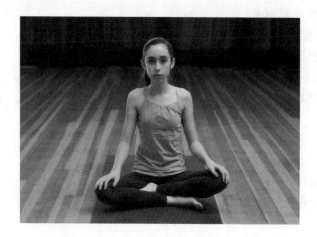

体位练习指导

1. 坐在垫子上。
2. 盘腿。
3. 身体坐直。
4. 肩膀放松。
5. 掌心朝下放在膝盖上。
6. 呼吸 5~6 次。

呼吸法

· 降落式呼吸

· 喉呼吸

· 气球腹式呼吸

益处

平静大脑；有助于专注和注意力；强健背部；伸展膝盖和脚踝。

身体意识

· 脚踝

· 膝盖

· 脊柱

· 肩膀

· 头顶

形象化

想一些让你感到平静和快乐的事情。

调整

坐在折叠的毯子上。

布娃娃式（站立前屈式）

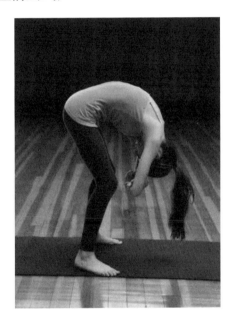

体位练习指导

1. 站在垫子上。
2. 吸气,手臂向上伸展。
3. 呼气,身体向前弯曲。
4. 保持手肘弯曲,在胸前交叉。
5. 点头。
6. 摇头。

呼吸法

· 喉呼吸

· 张口呼吸

益处
平静大脑,帮助缓解压力和焦虑;刺激肝脏和肾脏;拉伸腿筋、小腿和臀部;强健大腿和膝盖;帮助消化;减轻疲劳。

身体意识
· 双脚
· 膝盖
· 脊柱
· 手臂
· 手肘
· 手指

形象化
想象自己的身体像布娃娃一样翻折。

调整
手掌放在椅子上,膝盖弯曲。

兔子式（月亮式）

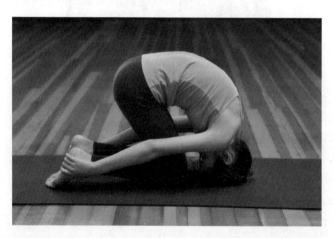

体位练习指导
1. 跪在地上。

2. 臀部坐在脚跟上。
3. 头顶抵在垫子上。
4. 抬起臀部(兔子尾巴)朝向天空。
5. 呼吸。

呼吸法
· 喉呼吸
· 张口呼吸

益处
伸展臀部、大腿、脚踝、胸部、肩膀和手臂;缓解紧张、压力和疲劳;平静思绪。

身体意识
· 膝盖
· 脚跟
· 头顶
· 臀部

形象化
想象自己是一只兔子,把身体团成一个球,尾巴朝向天空。

调整
臀部轻微抬起。

乌龟式

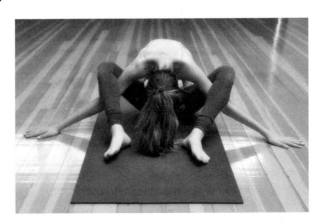

体位练习指导

1. 坐在垫子上。
2. 双腿打开。
3. 吸气。
4. 身体向前弯曲,双臂向两侧伸展。
5. 膝盖轻微弯曲。
6. 双臂慢慢移到双腿内侧下方(右臂放右腿下方,左臂放左腿下方)。
7. 头放在垫子上。
8. 呼吸。

呼吸法

· 喉呼吸
· 张口呼吸

益处

拉伸臀部、腹股沟、腿筋、肩部和上下背部;帮助消化;平静思绪。

身体意识

· 脚
· 膝盖
· 手掌
· 手臂
· 背部
· 前额

形象化

想象自己是一只乌龟,缓慢而安静。

调整

做到第四步停下来,伸展双臂,膝盖弯曲幅度加大。

下犬式

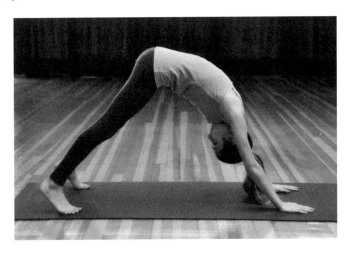

体位练习指导

1. 坐在脚跟上。
2. 五指张开。
3. 双手向膝盖靠近。
4. 五指张开,尽力向前伸展,手掌放在垫子上。
5. 吸气。
6. 蜷起脚趾。
7. 呼气。
8. 向上抬起臀部。
9. 回头看脚跟。
10. 呼吸

呼吸法

· 喉呼吸
· 张口呼吸

益处

拉伸手、手腕、肩膀、腿筋、小腿和足弓;强健手臂和腿;帮助消化;镇静大脑,缓解压力和焦虑;改善血液循环,使身体充满活力。

身体意识

- 手掌
- 手臂
- 头部
- 臀部
- 脚
- 脚跟

形象化

想象一只狗伸懒腰,尾巴高高翘着。

调整

屈膝,做小狗式(如果下犬式难以完成,可以做类似的动作)。

小狗式

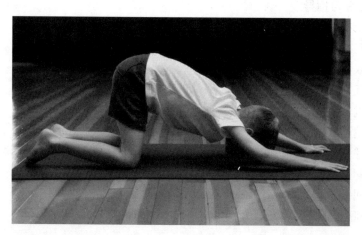

体位练习指导

1. 膝盖跪在垫子上,手放在垫子上。
2. 吸气。
3. 呼气。
4. 手臂向前伸展,前臂放在垫子上。
5. 额头放在垫子上。
6. 臀部抬高。
7. 呼吸。

呼吸法

- 喉呼吸
- 张口呼吸

益处

伸展脊椎和肩膀;平静思绪;帮助消化;有助于缓解压力和焦虑。

身体意识

- 额头
- 肩膀
- 膝盖
- 臀部

形象化

想象一只小狗伸懒腰,尾巴翘起来。

调整

小狗式体位是对下犬式体位的调整。

蝴蝶式(束角式)

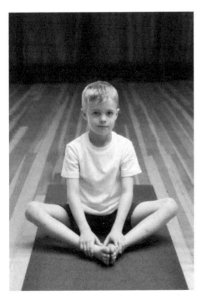 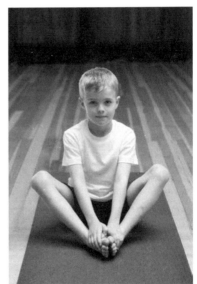

体位练习指导

1. 坐在垫子上。
2. 双脚脚心相对。
3. 双手抓住双脚或脚踝。
4. 坐直。
5. 吸气,抬起膝盖。
6. 呼气,放下膝盖。
7. 将上述两个动作连起来,像蝴蝶扇动翅膀一样。
8. 重复 5~6 次。

呼吸法

· 喉呼吸
· 张口呼吸

益处

伸展大腿内侧、腹股沟和膝盖;改善消化和血液循环;有助于缓解轻度抑郁、焦虑和疲劳;有助于改善哮喘症状。

身体意识

· 脚底
· 膝盖
· 腹部
· 脊柱
· 肩膀
· 手

形象化

想象自己变成一只扇动翅膀的蝴蝶,想象五颜六色的蝴蝶在天空中飞舞。

调整

膝盖弯曲离地面更高,倚墙坐,躺在垫子上练习体位。

长颈鹿式（双角式）

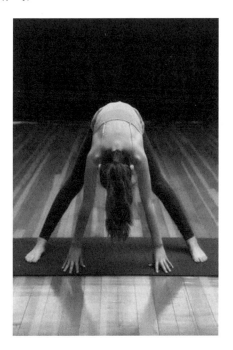

体位练习指导

1. 侧身站在垫子上。
2. 两腿分开（双脚平行）。
3. 伸出手臂置于身体两侧。
4. 深吸气。
5. 呼气，身体前倾。
6. 将手放在垫子上。
7. 呼吸。

呼吸法

· 喉呼吸
· 张口呼吸

益处

强健和伸展大腿内侧、腿筋和脊柱；改善血液循环；平静大脑；有助于缓解焦虑;对抗疲劳、头痛和轻度抑郁。

身体意识
· 脚
· 腿
· 脊柱
· 头
· 手

形象化
想象自己变成一只长颈鹿张开长长的腿,弯下身子喝池塘里的水。

调整
弯曲膝盖,在头部下方放置一块软块或折叠毯子,以增加镇静效果。背靠墙壁练习体位。

海绵式

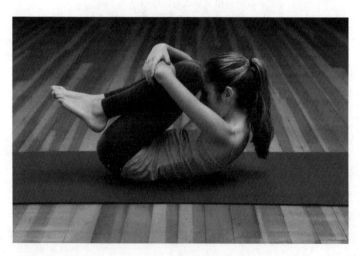

体位练习指导
1. 仰卧。
2. 膝盖弯曲靠近身体。
3. 双臂弯曲抱住膝盖。
4. 前额放在膝盖上。

5. 将膝盖紧紧靠在身体上,坚持数 4 个数。

6. 呼气,在垫子上躺平(手臂和腿打开)。

呼吸法

身体紧绷时屏住呼吸,身体放松时张嘴呼气。

益处

放松紧张的身体;放松身体的肌肉;舒缓神经系统。

身体意识

· 手臂

· 膝盖

· 额头

形象化

把身体想象成一块海绵,然后将担忧、紧张或焦虑全部从身体中挤出来。

自我拥抱式(两侧)

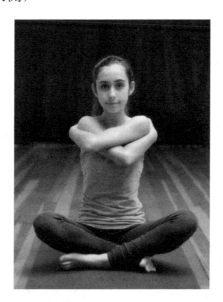

体位练习指导

1. 盘腿坐(或站直)。

2. 向前伸出手指。

3. 右侧手臂抱住左侧手臂。

4. 把手指放在肩胛骨上。

5. 吸气,紧紧抱住自己。

6. 呼气,放松拥抱,说:"我爱自己"。

7. 重复吸气、用力抱住自己、呼气、放松这个过程 2~3 次。

8. 反向重复同样的动作,左侧手臂抱住右侧手臂。

呼吸法

· 喉呼吸

· 张口呼吸

益处

缓解肩部、上背部和颈部的压力;平静思绪;鼓励自爱。

身体意识

· 手臂

· 肩膀

形象化

当你用双臂抱住自己时,感受一下被爱和快乐的感觉。

大河式

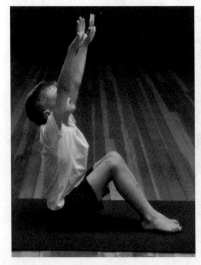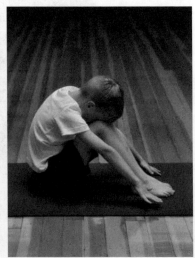

体位练习指导

1. 双腿伸直坐在垫子上。
2. 膝盖弯曲,脚底着地。
3. 吸气,手指伸向天花板。
4. 呼气,身体向前弯曲,手臂放下,手指触地,手掌朝地。
5. 额头放在膝盖上。
6. 重复 4~5 次。

呼吸法

· 喉呼吸
· 张口呼吸

益处

强健核心身体部分;伸展背部和肩膀;缓解紧张和压力。

身体意识

· 膝盖
· 腿
· 肚子
· 手臂
· 手指

形象化

想象一下,你身处河流中,水慢慢地上升或下降。

调整

手臂在身后支撑身体重量。

靠墙倒箭式

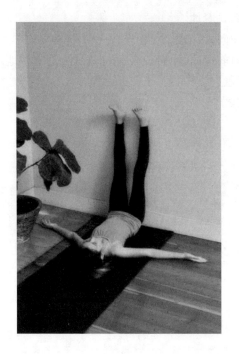

体位练习指导

1. 面对墙坐下。
2. 腿抬起搭在墙上。
3. 背部躺到垫子上。
4. 双臂打开放在身体两侧。
5. 掌心朝上。
6. 闭上眼睛。
7. 呼吸。
8. 建议时间为 5~10 分钟（可根据孩子的需要调整）。

呼吸法

· 自然呼吸

益处

轻轻地伸展腿部后侧、前部躯干和后颈部；改善血液循环；有助于消化；有助于改善失眠、缓解焦虑、抑郁和头痛。

身体意识
- 臀部
- 腿
- 背部
- 肩膀
- 手臂

形象化
想象你的腿是蜘蛛的腿,在墙壁上爬,同时回想一种让你感觉平静的颜色。

调整
将折叠的毯子或毛巾放在后背下方,稍微弯曲膝盖。

休息体位(休息式)

　　休息式、渐进式以及海绵式等体位联系能帮助孩子放松身体。成人可以根据孩子的个人需要,来选择孩子练习休息式的时长。推荐时间为 5~10 分钟。如果孩子开始烦躁不安,这是他们想要结束练习的一个明显的信号。在练习休息式体位时,播放平静的背景音乐可以帮助孩子进行深度放松。休息式是瑜伽练习的结束体位。结束时,让孩子先变为胎儿体位,然后坐起来。

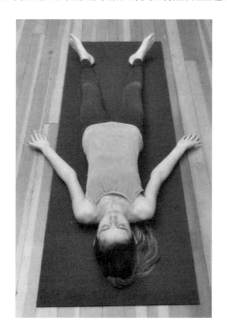

体位练习指导

1. 仰卧。
2. 两腿分开。
3. 两臂张开放在身体两侧。
4. 闭上眼睛。
5. 放松身体。

休息式体位快要结束时,让孩子先变为胎儿体位。

呼吸法

· 自然呼吸

益处

舒缓神经系统;使大脑平静下来;有助于缓解焦虑和轻度抑郁;减轻头痛、缓解疲劳和失眠。

身体意识

· 腿
· 手臂
· 手掌

形象化

想象自己躺在柔软而温暖的云朵上。

调整

在孩子身上盖上毯子,以增加舒缓和基础训练效果。将眼枕放在孩子的眼睛上帮助放松。

胎儿式（一侧）

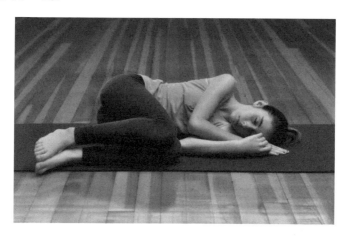

体位练习指导

1. 侧躺（建议右侧卧）。
2. 屈膝。
3. 闭上眼睛。
4. 呼吸。

呼吸法

· 自然呼吸

益处

安抚心灵,缓解焦虑;胎儿体位是从仰卧体位(如休息式)向坐式体位过渡的一个很好的选择,这样孩子可以慢慢地坐起来,保持平静的状态。

身体意识

· 体侧
· 肩膀
· 膝盖
· 手臂

形象化

想象一个婴儿蜷缩着睡觉。

调整

给孩子盖上毯子,以增强镇静、放松的效果。

振奋性 / 激活性体位

振奋性或激活性体位可以提高警觉性、注意力和专注力,同时减少疲劳、压力和焦虑。振奋体位可以使头脑冷静,同时为大脑和身体提供动力。当孩子疲倦、精神不振或无精打采时,练习振奋性或激活性体位可以提供自然的能量。通过练习这些体位能刺激循环系统,唤醒神经系统。当身体长时间不运动,我们的能量系统可能会停滞。这些体位可以在全天进行练习,以增强能量,激活孩子的大脑和身体。

猫式 / 牛式

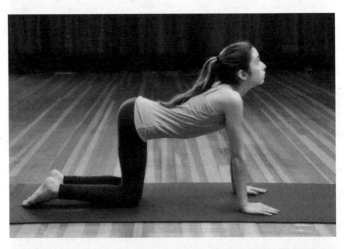

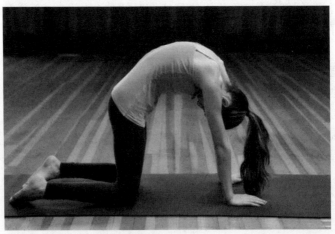

体位练习指导

1. 跪在地上(膝盖分开与髋部同宽)。

2. 手掌放在垫子上(把自己摆成桌子状)。孩子的臀部和膝盖保持直线,在一条垂上,肩膀和手腕保持垂直,在一条线上。

3. 用鼻子吸气,腹部下沉,抬头。

4. 将手掌按在地板上。

5. 像受惊的猫一样弓起背。

6. 用嘴呼气(或像一只受惊的猫发出嘶嘶声)。

7. 重复 4~5 次。

呼吸法

用鼻子吸气;用嘴呼气(或像一只猫发出嘶嘶声)。

益处

伸展脊柱;缓解脊柱紧张;脊柱的伸展和屈曲;打开和伸展上背部和胸肌;使身体充满活力,心灵平静。

身体意识

· 手指张开

· 肩膀或手腕(绷紧)

· 脊柱

· 臀部或膝盖(绷紧)

形象化

想象草地上有一只头牛望着天空,或者想象一只猫发出嘶嘶声时弓着背。

调整

膝盖下面放置毯子。

船式

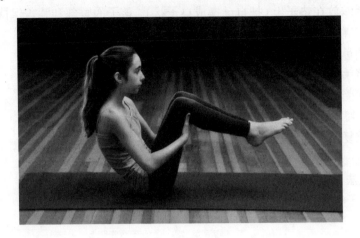

体位练习指导

1. 坐在垫子上，双腿伸直。
2. 屈膝。
3. 双手放在膝盖后面。
4. 抬起脚跟，大腿靠近身体。
5. 背部向后靠。
6. 坐直。
7. 呼吸。

呼吸法

· 喉呼吸
· 张口呼吸

益处

强健臀部、大腿和腹部肌肉；提升平衡、协调能力；促进消化；刺激肾和甲状腺；培养专注力和注意力。

身体意识

· 臀部
· 肚子
· 脊柱

· 膝盖后方
· 脚

形象化
想象自己是一艘在海上航行的大船。

调整
手掌放在臀部旁边,手肘弯曲。

平板式

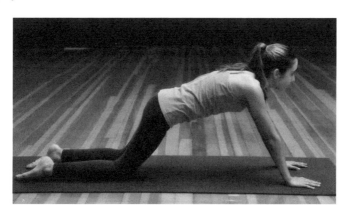

体位练习指导
1. 肚子着地趴在地上。
2. 手掌放在肩膀下。
3. 五指张开。
4. 吸气。
5. 用手臂撑起身体(类似于俯卧撑)。
6. 膝盖保持放在垫子上。
7. 保持手臂伸直。
8. 肚脐收紧。
9. 保持颈部伸直。
10. 呼吸。

呼吸法
· 喉呼吸

· 张口呼吸

益处
强健胸部、肩部、手臂和手腕；强健核心身体部位（负责平衡）。

身体意识
· 手掌
· 手指
· 手臂
· 膝盖
· 肚子

形象化
想象一下海盗船上的一块结实的木板，把你的身体当成一块木板。

调整
将叠好的毯子放在膝盖下。这个体位是全平板式的改良版。

蛙式（花环式）

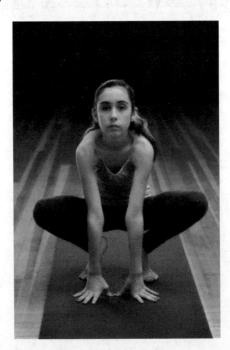

体位练习指导

1. 蹲在地板上,踮起脚趾保持平衡。
2. 膝盖打开。
3. 双手放在两腿之间的地板上。
4. 吸气,抬起臀部(头部低下靠近地面)。
5. 呼气,恢复蹲下的姿势。
6. 重复 4~5 次。

呼吸法

· 喉呼吸
· 深呼吸(用鼻子吸气,像用舌头抓苍蝇一样伸出舌头呼气)

益处

强健腿部;伸展脚和脚踝;伸展躯干和腹股沟;改善心脏健康。

身体意识

· 脚趾
· 脚跟
· 膝盖
· 臀部
· 脊柱
· 手

形象化

想象一只坐在睡莲叶子上准备跳跃或者从睡莲叶子上跳下来的青蛙。

调整

坐在瑜伽砖或厚书上。

山式

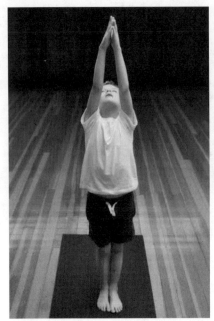 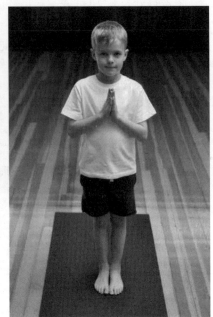

体位练习指导

1. 站在垫子上，双脚并拢。
2. 脚趾张开。
3. 手臂放在身体两侧（掌心向内）。
4. 吸气，向上伸展手臂。
5. 向上看。
6. 双手掌心相对放在头顶。
7. 呼气，手掌放到胸部或身前。
8. 重复 4~5 次。

呼吸法

· 喉呼吸
· 张口呼吸

益处

强健腿、膝盖、脚踝、下腹部、肩膀和脖子；改善体态；增强自尊；有助于增强平衡感和注意力。

身体意识
- 脚趾
- 脚
- 腿
- 肚子
- 肩膀
- 手臂
- 手掌
- 头顶

形象化
想象自己像一座雄壮而高大的山耸立着。

调整
双脚微微分开(与臀部同宽)。

拜日式练习顺序:山峰式、前屈式、平板式、山式

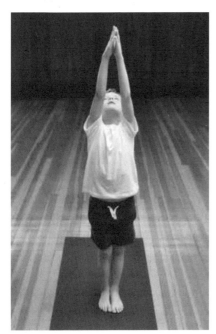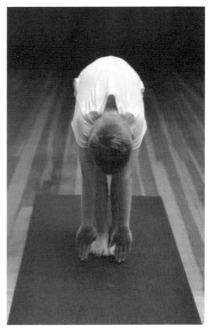

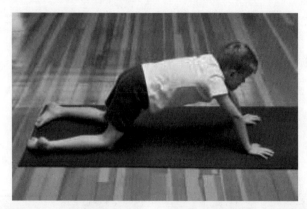

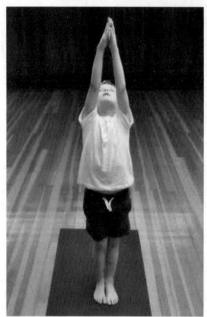

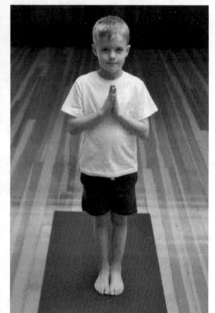

体位练习顺序指导

1. 站在垫子前端。

2. 吸气,掌心相对手臂向上伸展(山峰体位)。

3. 呼气,身体前屈,指尖指向垫子(布娃娃式,手臂伸向垫子)。

4. 吸气,跪在地上,双手向前在垫子上爬行,膝盖跟随移动(平板式)。

5. 呼气,蜷起脚趾(下犬式)。

6. 吸气,看向垫子前方。

7. 呼气,爬到垫子前端。

8. 吸气,回到站立体位,手臂向上伸展,双手掌心相对(山峰体位)。

9. 呼气,手掌放在胸前。

10. 重复 2~3 次。

呼吸法

· 喉呼吸

· 张口呼吸

益处

增强心血管、呼吸、消化和循环系统;拉伸和调理全身的肌肉;增强免疫系统;使神经系统平静下来;激活大脑和身体;加强前庭和本体感受系统。

身体意识

· 全局身体意识

其他体位顺序

任何包括站立、背屈、倒转和扭转的一系列体位,用以提供前庭觉输入。

三角式

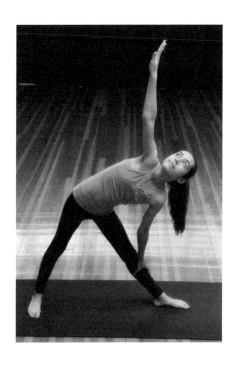

体位练习指导

如果需要,可以借助彩色的贴纸或腕带区分右(红色)和左(淡紫色),参照本书第 3 章"借助颜色"部分。

1. 侧向站在垫子上。

2. 两腿分开。

3. 右脚脚尖向垫子右侧迈出一步(孩子的前脚脚跟应与后脚的足弓对齐或靠近)。

4. 手臂向一侧伸出。

5. 身体向右弯曲。

6. 右手向下放在垫子上。

7. 右手可以房放在右胫骨或瑜伽砖上休息(避免在右膝上按压)。

8. 左手向上伸展。

9. 抬头看手指向上延伸。

10. 呼吸。

11. 换身体另一侧重复相同动作。

呼吸法

· 喉呼吸

· 张口呼吸

益处

伸展胸部和肩膀;强健大腿肌肉;增加颈部和髋关节灵活性;伸展脊柱肌肉、小腿和腿筋;使精力充沛。

身体意识

· 脚

· 足弓

· 脚跟

· 臀部

· 手臂

· 手

形象化

脑海中想象出一个三角形,然后把身体围成一个三角形。

调整

轻微弯曲前膝,缩短站立姿势,可以注视垫子或向身体前方展望。

鹰式

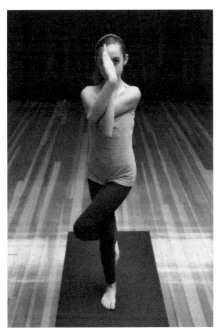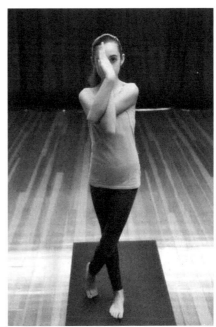

体位练习指导

如果需要,可以用彩色的贴纸或腕带区分右(红色)和左(淡紫色),参照本书第 3 章"借助颜色"部分。

1. 双脚分开站直。

2. 手臂向前伸。

3. 右臂置于左臂下。

4. 弯曲手肘。

5. 掌心相对(或互相靠近)。

6. 看墙上一个固定点(面向前方)。

7. 抬起右腿,右膝弯曲。

8. 右腿跨过左腿。

9. 把右脚放在左腿后面。

10. 看墙上一个固定点。

11. 呼吸。

12. 如果站立不住，没关系，回来再试一次！

13. 身体另一侧重复上述动作。

呼吸法

· 喉呼吸

益处

强健脚踝、腿、膝盖和臀部；伸展和释放肩膀和上背部的压力；提高注意力和专注力；镇静神经系统。

身体意识

· 脚

· 膝盖

· 腿

· 手臂

· 手肘

形象化

想象自己是一只站在树上的雄鹰，向下俯视。

调整

将脚趾放在垫子上，与站立脚的脚踝同侧。

鲨鱼式（蝗虫式）

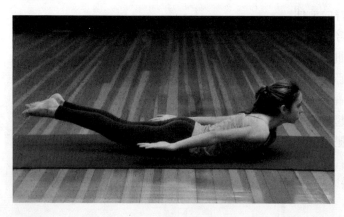

体位练习指导

1. 肚子着地趴在地上。
2. 手臂放在身体两侧，手心朝上（掌心向后指向脚跟方向）。
3. 下巴伸向垫子。
4. 吸气，抬起肩膀、脚离开垫子。
5. 指尖向后伸向脚跟。
6. 呼气，放下肩膀和脚。
7. 重复 4~5 次。

呼吸法

· 喉呼吸
· 张口呼吸

益处

强健脊柱、臀部、手臂和腿部的肌肉；伸展肩部、胸部、腹部和大腿；改善体态；刺激腹部器官；帮助消化；有助于缓解压力。

身体意识

· 肚子
· 肩膀
· 手臂
· 手指
· 下背部
· 腿
· 脚

形象化

想象一条鲨鱼在大海里游泳，自己的腿就是鲨鱼的尾巴，自己的手臂就是鲨鱼的鳍。

调整

手臂向前伸。

树式

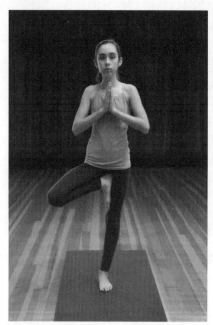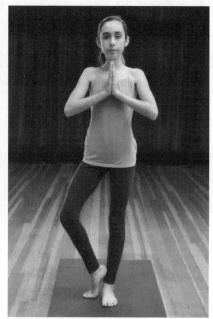

体位练习指导

如果需要,可以用彩色的贴纸或腕带区分右(红色)和左(淡紫色),参照本书第 3 章 "借助颜色" 部分。

1. 站在垫子上,双脚并拢。
2. 将右脚抬起放在左腿大腿内侧或小腿内侧。
3. 在墙上找到一个固定观察的点(凝视点)。
4. 双手掌心相对放在胸前。
5. 吸气。
6. 呼气,想象树枝生长。
7. 双臂向上伸展。
8. 呼吸。
9. 如果失败了,没关系,回来再试一次!
10. 在身体另一侧重复上述动作。

呼吸法

· 喉呼吸

· 张口呼吸

益处

强健大腿、小腿、脚踝和脊柱;拉伸腹股沟和大腿内侧、胸部和肩部;提高平衡感和专注力;增强自尊。

身体意识

· 脚
· 膝盖
· 腹部
· 手臂
· 手掌

形象化

想象自己是一棵树,树根从脚下向上生长,手臂像树枝一样向上伸展(长成树枝)。

调整

将一只脚的脚跟放在另一侧的脚踝上而不是大腿或小腿上,这样脚趾仍然在地板上。双手掌心相对放在胸前,不必向上举起。借助椅子、桌子或墙壁来保持平衡。

飞机式

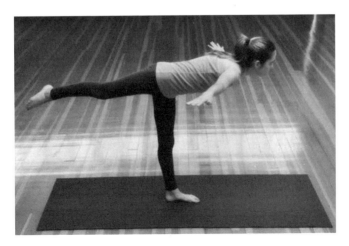

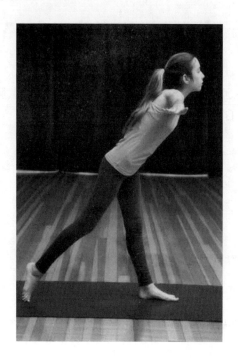

体位练习指导

如果需要,可以用彩色的贴纸或腕带区分右(红色)和左(淡紫色),参照本书第 3 章"借助颜色"部分。

1. 站在垫子的中间。
2. 吸气,双臂向身体两侧伸展。
3. 呼气,身体前倾。
4. 抬起右腿。
5. 左脚用力站稳。
6. 看面前地上的一个固定点(凝视点)。
7. 呼吸。
8. 如果失败了,没关系,回来再试一次!
9. 在身体另一侧重复上述动作。

呼吸法

· 喉呼吸
· 张口呼吸

益处

强健腿部;伸展手臂和胸部;刺激腹部器官、隔膜和心脏;提高平衡感和专注度;增强自尊。

身体意识

- 脚趾
- 脚
- 腿
- 膝盖
- 手臂
- 肩膀

形象化

想象自己是一架在空中飞行的飞机,自己的手臂就是机翼。

调整

当身体向前倾斜时,将后脚的脚趾放在垫子上。扶住椅子或桌子来保持平衡。

眼镜蛇式

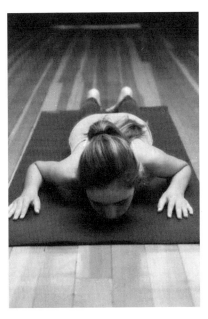
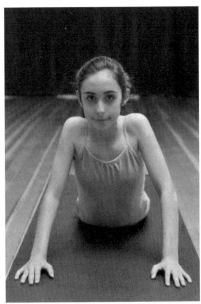

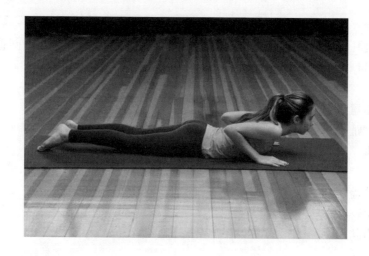

体位练习指导

1. 腹部着地趴在地上。
2. 下巴放在垫子上。
3. 把双手放在两侧肩膀下面(或肩膀外侧)。
4. 手掌放在垫子上。
5. 吸气,将手掌按在垫子上,伸直手臂,抬高肩膀离开垫子。
6. 呼气,像蛇一样发出"嘶嘶"声,肩膀放回垫子上。
7. 重复 2~3 次。

呼吸法

· 喉呼吸
· 张口呼吸

益处

强健脊柱;伸展胸部、肩部和腹部;有助于消化;有助于缓解压力和疲劳;打开肺部;治疗哮喘。

身体意识

· 手掌
· 手肘
· 肩膀
· 腹部
· 脚背

形象化

想象自己是一条眼镜蛇,在草丛中悄悄爬过。

调整

保持手肘弯曲。

星星式

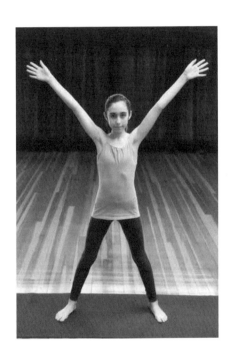

体位练习指导

1. 站在垫子上。
2. 双腿打开向垫子两侧伸展,两脚间距离比肩略宽。
3. 脚跟向内收,脚趾向外打开。
4. 吸气,手臂向上伸展,掌心向前。
5. 呼气,张开双臂,张开手指。
6. 站直。
7. 呼吸 5~6 次。

呼吸法

· 喉呼吸

· 张口呼吸

益处
向各个方向伸展身体;对齐脊椎;改善体态;激活身体;强健腿部、脚踝、腹部和背部;改善血液循环和呼吸;有助于缓解压力和焦虑,提高注意力和专注力;有助于身体平衡;改善情绪和增强自尊。

身体意识
· 脚
· 脚跟
· 腿
· 腹部
· 手臂
· 手
· 手指

形象化
想象自己是一颗五角星(头、双臂、双腿)。

调整
可以躺在垫子上练习这个体位。

战士二式

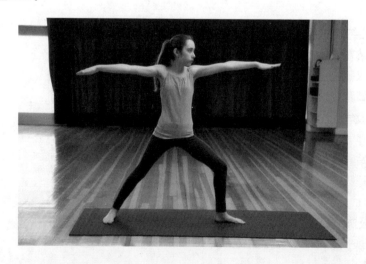

体位练习指导

如果需要,可以用彩色的贴纸或腕带区分右(红色)和左(淡紫色),参照本书第 3 章"借助颜色"部分。

1. 侧向站在垫子上。

2. 双腿打开。膝盖弯曲,手掌按在墙上保持身体稳定。

3. 右脚向垫子右侧迈一步(孩子的前脚的脚跟应与后脚足弓在一条线上或靠近)。

4. 弯曲右膝。

5. 手臂平举放在身体两侧。

6. 向右看。

7. 吸气,呼气。

8. 身体另一侧重复上述动作。

呼吸法

· 喉呼吸

· 张口呼吸

益处

伸展臀部、腹股沟和肩膀;改善循环和呼吸;激活四肢;打开胸和肺部;有助于消化;增强平衡感;提高注意力;增强自尊。

身体意识

· 脚

· 脚跟

· 膝盖

· 臀部

· 腹部

· 肩膀

· 手臂

· 手掌

· 手指

· 脖子

形象化

想象自己是一名勇敢的战士,坚强而高大。

调整

膝盖微弯,缩短站立时间。

鹤式(火烈鸟式)

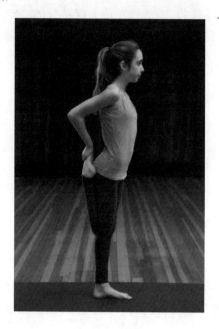

体位练习指导

如果需要,可以用彩色的贴纸或腕带区分右(红色)和左(淡紫色),参照本书第 3 章"借助颜色"部分。

1. 站在垫子上,双脚并拢。
2. 在墙上找到一个固定观察的点(凝视点)。
3. 右腿向后弯曲,右脚跟放在臀部。
4. 伸展背部,右手抓住右脚脚尖。
5. 左腿稳住站立。
6. 如果失败了,没关系,回来再试一次!
7. 呼吸。
8. 身体另一侧重复上述动作。

呼吸法

· 喉呼吸
· 张口呼吸

益处

强健脚部、脚踝和腿部;提高注意力和专注力;鼓励平衡感和协调性;平静神经系统;有助于减少焦虑;增强自尊和自信。

身体意识

· 手
· 腿
· 脚
· 脚跟
· 臀部

形象化

想象自己是一只单腿站立的粉色的火烈鸟。

调整

借助屈腿对侧的手臂支撑身体的平衡,手臂向一侧伸展。借助无动作的手臂抓住椅子、桌子或墙壁来保持平衡。

快乐婴儿式

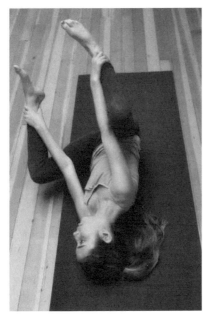
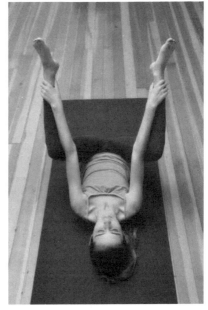

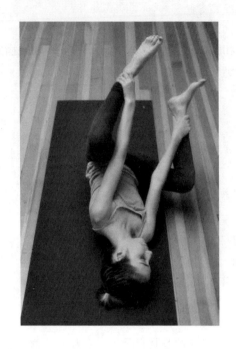

体位练习指导

1. 仰卧。
2. 屈膝。
3. 膝盖打开,靠近胸部。
4. 双手抓住脚踝。
5. 后脑勺放在垫子上。
6. 吸气。
7. 呼气,向右侧翻转。
8. 吸气,回到仰卧姿势。
9. 呼气,向左侧翻转。
10. 重复 3~4 次。

呼吸法

· 喉呼吸
· 张口呼吸

益处

伸展大腿内侧和腹股沟;缓解下背部的压力;平静大脑;有助于缓解压力和疲劳。

身体意识

· 手

· 背

· 膝盖

· 脚踝（若进行调整,还包括大腿内侧和小腿）

形象化

想象自己是一个快乐的婴儿在滚来滚去玩脚趾头。

调整

如有需要,让孩子抓住大腿或小腿内侧。如果翻转太过困难,让孩子保持仰卧即可。

桥式

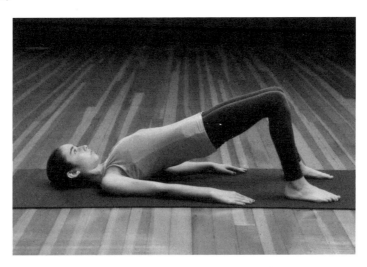

体位练习指导

1. 仰卧。

2. 屈膝。

3. 膝盖分开(与臀部同宽)。
4. 两脚在地板上(互相平行)。
5. 手臂放在两侧,掌心向下。
6. 掌心向下压到垫子上。
7. 抬起臀部。
8. 呼吸。

呼吸法
· 喉呼吸
· 张口呼吸

益处
伸展胸部、颈部、脊柱和臀部;强健背部、臀部和腿筋;有助于消化;改善血液循环;刺激肺部和甲状腺;有助于缓解焦虑和轻度抑郁;减少疲劳和失眠;平静神经系统;减少背痛、头痛。

身体意识
· 手臂
· 手掌
· 脚
· 膝盖
· 臀部

形象化
想象自己变成一座拱桥。

调整
将瑜伽砖纵向放置在骶骨或下背部下方。

开合书式

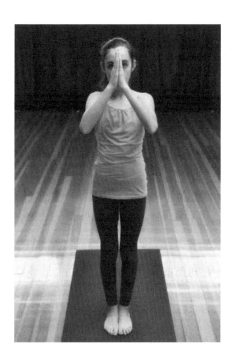

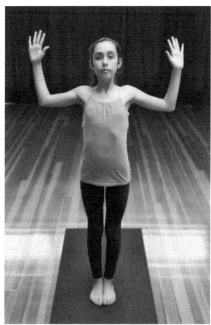

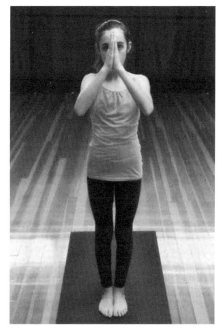

体位练习指导

1. 在垫子上站直。

2. 掌心相对放在额头前面。鼓励孩子尽可能把手肘并拢。

3. 打开双臂。

4. 吸气,手肘打开,放在耳朵两侧。鼓励孩子举起手肘与肩同高。

5. 掌心朝前。

6. 呼气,掌心相对回到额头前面。鼓励孩子尽可能把手肘并拢。

7. 重复 4~5 次。

呼吸法

· 喉呼吸

· 张口呼吸

益处

打开身体前部、心脏、肺、隔膜和胸部;帮助改善体态;为深呼吸做准备;镇静,集中精神。

身体意识

· 手臂

· 手肘

· 手掌

形象化

想象你在开合一本书。

调整

此体位可以坐在椅子上练习。

过山车扭转 / 转体式

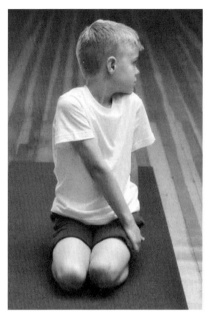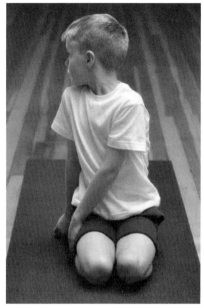

体位练习指导

如果需要,可以用彩色的贴纸或腕带区分右(红色)和左(淡紫色),参照本书第 3 章"借助颜色"部分。

1. 臀部坐在脚跟上。

2. 坐直。

3. 吸气。

4. 左臂向身体右侧交叉。

5. 呼气。

6. 向右扭动身体(轻轻扭动)。

7. 把右臂放在身后的垫子上。

8. 看右肩。

9. 呼吸。

10. 身体另一侧重复上述动作。

呼吸法

· 喉呼吸

· 张口呼吸

益处
按摩、净化内脏;有助于消化;恢复正常脊柱旋转;镇静神经系统。

身体意识
· 臀部
· 脚跟
· 手臂
· 脊柱
· 肩膀

形象化
想象你的脊柱像过山车一样旋转。

调整
让孩子把身后的手放在瑜伽砖或书本上。

瑜伽体位游戏

我们要注意练习瑜伽不是为了竞争,这一点很重要。本章建议的游戏是通过有趣互动的方式教孩子瑜伽体位和呼吸策略。虽然有些游戏可以有选择地设置胜负,但没有必要一定设置赢家。学习诸如"话轮转换""良好的运动员精神""做领导者""与他人互动""遵循指示"等技能,是学习社交技能以及如何与他人相处的必修课。成人应该知道孩子怎样能够友好地面对竞争,并根据孩子掌握的知识对游戏进行修改。游戏中的参与者可以包括家庭成员、兄弟姐妹、同伴、朋友和其他帮助孩子的人。

摆个姿势吧

本游戏至少需要两名玩家。

孩子能学到什么
· 沟通技巧
· 词汇
· 话轮转换

· 数数
· 良好的运动员精神
· 如何摆姿势

材料

· 与瑜伽体位或呼吸法相对应的瑜伽卡片（这些卡片可以是孩子或其他人练习体位时的照片或杂志上的图片，或者打印的动物呼吸的图片）。

· 视觉提示（如果需要）：去摆个姿势，你有_____吗？（成人可以写下"摆个姿势，你有_____吗？"写在白板或纸上或在孩子的通信设备上输入提示，以便孩子在整个游戏中都能看到文字提示）。

· 瑜伽垫。

游戏怎么玩

1. 成人将 5~7 张卡片发给孩子和其他玩家，并将剩余卡片放在一边。
2. 每个玩家查看自己有没有成对的体位或呼吸法卡片。
3. 玩家把成对的卡片放在一边。
4. 玩家 A 可以问："你有树式体位的卡片吗？"
5. 如果其他玩家有匹配的卡片，将该卡片给玩家 A。
6. 如果其他玩家没有匹配的卡片，他们会说："去摆个姿势吧"。
7. 玩家 A 要去做出这个体位，然后从剩余的卡片中取出一张。
8. 如果玩家 A 抽取的卡片能凑成一对，则把成对儿的卡片放在一边。
9. 玩家轮流询问和抽取卡片。
10. 当有一位玩家手中没有卡片时，即游戏结束。
11. 另一位玩家获胜！

瑜伽体位记忆游戏

本游戏至少需要两名玩家。

孩子能学到什么

· 沟通
· 词汇
· 记忆能力
· 话轮转换
· 数数

- 瑜伽体位和呼吸法
- 良好的运动员精神

材料

· 8~12 对与瑜伽体位或呼吸法相匹配的瑜伽卡片（这些卡片可以是孩子或其他人练习体位时的照片或杂志上的图片，或者打印的动物呼吸的图片）。

游戏怎么玩

1. 把所有卡片正面朝下放在桌子上。

2. 玩家选择一张卡。

3. 玩家再选择一张卡片。

4. 如果两张卡片不匹配，玩家将卡片放回原来的位置，然后下一位玩家继续游戏。

5. 如果卡片匹配，玩家把匹配的卡片放在一边，再来一轮。只要玩家抽到的卡片匹配，就能继续玩。

6. 当所有的卡片都配对完成，玩家统计自己的卡片数。

7. 卡片数量最多的玩家获胜！

体位竞猜游戏

本游戏至少需要两名玩家。

孩子能学到什么

- 词汇
- 沟通
- 话轮转换
- 瑜伽体位
- 记忆能力
- 良好的运动员精神

材料

· 打印的瑜伽体位图片（可以是孩子或其他人练习体位的图片）

· 写在硬卡片或纸条上的体位名称，或者输入到加强通信设备或平板电脑上的瑜伽体位名称

· 瑜伽垫

游戏怎么玩（根据孩子不同的独立水平，本游戏可能额外需要一个人在游戏中帮助孩子）

1. 在瑜伽垫旁边摆出瑜伽体位的图片。

2. 把一些文字提示放在地板上或桌子上，让玩家猜体位。

3. 竞猜玩家闭着眼睛或面朝外，演示玩家选择一张体位的图片，然后把图片放在竞猜玩家看不到的地方。

4. 演示玩家演示这个体位。

5. 竞猜玩家试着猜测这个体位（可以用放在桌子上的文字提示来帮助记忆）。

6. 如果竞猜玩家回答出正确的体位，他们可以留下这张卡片。（选择两张体位图片在孩子面前摆出来，其中一张是正确的体位，这样孩子就可以从中选择正确的体位来帮助孩子的记忆，并增加孩子的成功率。）

7. 玩家依次轮流演示和竞猜。

8. 所有体位都展示过后，玩家数一数自己卡片的数量。

9. 谁的卡片数量最多，谁就获胜！

音乐体位游戏

本游戏至少需要 4 名玩家。

孩子能学到什么
· 倾听技巧
· 注意力技巧
· 数数
· 瑜伽体位
· 良好的运动员精神

材料
· 橡胶圈（或铺在地板上的彩色卡片纸）
· 音乐

游戏怎么玩
1. 成人将橡皮圈（或彩色纸）放在地板上围成圈，橡皮圈（或彩色纸）的数量比孩子的总数少一个（例如，5 个橡皮圈，6 个小孩）。

2. 成人播放音乐，孩子们绕着圆圈走动，踩在橡皮圈上。

3. 当音乐停止时,孩子们努力踩中橡皮圈,然后孩子们必须在橡皮圈上做瑜伽体位。

4. 没有站在橡皮圈上的孩子出局。

5. 成人再拿走一个橡皮圈。

6. 重复上述过程,直到只有一个孩子留在一个橡皮圈上。

7. 孩子踩住橡皮圈,做一个瑜伽体位即获胜!

瑜伽士说

本游戏至少需要 4 名玩家。

孩子能学到什么?
· 倾听技巧
· 专注技巧
· 模仿技能
· 领导能力
· 话轮转换
· 瑜伽体位
· 社交技能
· 良好的运动员精神

材料
· 瑜伽垫
· 冰棒棍

游戏怎么玩
1. 成人让孩子伸展身体或站在垫子上。

2. 成人说:"瑜伽师说做＿＿＿＿＿体位。"(例如,"瑜伽师说做飞机式。")

3. 孩子摆出该体位(如有需要,成人可以模仿体位)。

4. 在游戏中,成人可以通过省略瑜伽士来逗孩子,只说"做＿＿＿＿＿体位"。

5. 没有听到"瑜伽师说"就做出体位的孩子,就在他们面前的容器里放一个冰棒棍。

6. 孩子们可以轮流做瑜伽师。

7. 游戏的持续时间由成人决定(使用计时器来决定游戏结束时间)。

8. 数一数各自的冰棒棍。

9. 游戏最后,看看谁的冰棒棍最少,谁就获胜!

模仿我(镜子游戏)

本游戏需要两名玩家。

孩子能学到什么
· 模仿技能
· 社交技能
· 话轮转换
· 瑜伽体位
· 呼吸策略
· 情绪
· 观点采纳

材料
· 星星或贴纸图表(孩子每天早晨模仿练习体位和呼吸法之后,成人可以在图表上贴上标签进行标记,强化孩子的模仿技能)
· 成人、兄弟姐妹、同伴或其他能引导孩子练习体位和呼吸法的人

游戏怎么玩
体位
1. 引导者和孩子面对面站着。
2. 引导者分步骤模仿体位,一次模仿一个动作。
3. 如果需要,引导者可以给出肢体提示。
4. 孩子模仿引导者。

情绪和呼吸
1. 引导者模仿愤怒等表情。
2. 孩子模仿表情。
3. 引导者模仿火山呼吸法释放愤怒。
4. 孩子模仿火山呼吸。
5. 按要求继续练习体位和呼吸。
6. 如果孩子有能力,孩子和引导者可以交换角色,孩子做演示者,而引导者模仿孩子。

这个游戏是练习、识别和模仿身体动作、面部表情和呼吸的好游戏。如果孩子有能力，让两个孩子一组一起玩镜子游戏，可以促进社交和观点交换。

艺术活动

成人可以让孩子通过着色或画出自己的画像来学习和练习体位。成人可以打印动物、风景或物品的黑白图像，并让孩子自己进行图像创作，以便在练习体位时使用。在练习这些体位的时候，手上的图片将有助于激发孩子的记忆力和想象力。

建议的艺术活动

· 为拜日式画一个太阳。
· 画小动物与动物体位进行匹配。
· 为摘苹果、摘橘子式画苹果和橘子。
· 画一幅海滩的图画用来练习海浪呼吸和充当视觉意象。
· 让孩子制作彩色卡片。
· 让孩子画一幅图画，然后剪下来贴在墙上作为凝视点。
· 让孩子在画出呼吸活动中用到的情绪图像。
· 为练习蝴蝶体位设计一只蝴蝶。

7

自我调节和身体意识

孤独症和有特殊需要的儿童可能会与各种各样的"感觉"问题斗争,更具体地说,是存在感觉统合功能障碍。感觉处理或感觉统合是指大脑或神经系统从感官接收信息的方式,然后将这些信息转化为适当的行为和运动反应。我们的感官提供了有关身体状况和周围环境的信息。在任何时刻,都会有源源不断的感觉信号传入我们的大脑。当我们的大脑正常运转或"连通"时,它就能组织大量的感官输入,让我们能够有正常的活动和行为。感觉统合功能障碍是指感觉信号或信息无组织的状态,因此会混淆和破坏孩子的行为和运动反应。

职业治疗师和神经科学家吉恩·艾尔斯(A. Jean Ayres)博士将大脑比作交通警察:当大脑正常运作时,大脑以良好的组织和整合的方式定位、分类和排列感觉。吉恩(A. Jean Ayres)博士将感觉统合功能障碍描述为神经学的"交通堵塞",它阻止大脑的某些部分接收正确解释感觉信息所需的信息(Ayers 1979)。因为大脑是一个处理器官,它处理来自人体内部和外部环境的感觉,当大脑不能正确地整合这些信息时,就会影响到儿童许多方面的功能。感觉统合涉及运动处理过程,如前庭(平衡,这是我们的头与身体密切相关的地方)、本体感觉(我们的关节相互关联,了解人体在空间中的方位)和运动感(肢体的运动和方向,身体运动的速度)。感觉统合失调的孩子可能会遇到全部或部分运动技能困难,困难在于 3 个子系统同时接收信号进入大脑。感觉统合功能障碍儿童的大脑缺乏同时处理这些信号促进全脑通信的能力。

感觉统合失调不仅影响运动处理,而且对情绪和行为调节也有显著的影响。我们的感官告诉我们应该如何唤醒或警觉,如何处理愤怒或焦虑等情绪。我们根据身体内部和外部的感官信息,作出在情感和身体上作出何种感受的决定。信息的收集和处理使我们能够自我调节唤醒状态,以及情绪或行为反应。感觉统合失调可能使孩子难以完成最简单的日常任务,也可能使孩子很难参加家庭或学校环境中的各种活动。在许多情况下,感觉统合失调的孩子很容易被环境中的许多刺激分散注意力。这一因素与他们在某一环境中的注意力,以及持续参与或加入某项任务或活动的能力直接相关。这是因为孩子难以同时处理环境中或在自己的身体中的多种刺激或感觉。在许多情况下,感觉统合失调的孩子由于难以同时整合多种感觉而过分注重某一物体、思想或刺激。一个孩子对自己所处环境中的刺激强烈反应也会引起更多的焦虑以及行为问题。出现行为问题的一个重要原因可能是孩子大脑的不同部分不能共同工作,孩子无法吸收信息并解释如何对感觉或刺激做出情绪反应。

儿童感官处理混乱会影响我们熟悉的视觉、听觉、嗅觉、触觉和味觉这 5 种感官。许多感觉统合失调的孩子可能会对明亮的灯光或激烈运动、巨大的噪声或意外的声音、衣服的质地、食物或其他物品、各种气味以及不同味道和口味的食物等产生不良或过激反应。由于孩子不能有条理地处理好 5 种感官的感觉输入以及前庭感觉输入和本体感觉输入,因此他们对外部感觉刺激做出的反应可能被认为是不恰当的或难以理解的。《历经挑战的孩子》(*The Challenging Child*)一书的联合作者斯坦利·格林斯潘(Stanley Greenspan)这样描述患有感觉统合失调的孩子:

想象一下你开着一辆不能正常行驶的汽车。你踩油门的时候,汽车有时会蹒跚前行,有时没有反应。你按喇叭的时候,喇叭会发出刺耳的声音。刹车有时能减速,其他时候就很难说了。转向灯时而好用,方向盘左右乱动,迈速表显示不准确。想要把车停在路边要花费大力气,很难再集中精力做别的事情(Greenspan and Salmon 1995, p.4)。

由于感觉系统无法有效或协调运行,因此患有感觉统合功能障碍的孩子会遭遇相同的挫败感。他们不得不一直在努力保持系统的全部或部分正常运行。

史密斯和古兹(Smith and Gouze, 2004)认为感觉统合具有 3 个互补过程,即感官调节、感官辨别和动作计划。他们将感官调节描述为大脑调节或应对感官刺激反应强度的能力。"调节"是指对某些感官输入做出反应,同时不受其他感官影响的能力(Smith and Gouze 2004, p.39)。举个例子来说,就是在看电视节目的时候能够忽略掉空调或风扇的声音。尽管对没有感觉统合功能障碍的人来说,这可能会分散注意力,但是他们更有能力调整自身反应或营造一种环境来支持特定的感官的敏感性。感觉统合功能障碍儿童通常缺少选择特定环境来支持其感觉需要的能力,同时往往也缺少调节其对感觉刺激做出的反应的能力。根据史密斯和古兹(Smith and Gouze)的观点,感官辨别是区分一种感官体验与另一种感官体验的能力。当我们的感官系统运作正常时,我们能够从环境中解读和接收感官刺激,并根据这些信息作出决定。我们可以判断声音的远近,是否有威胁或微不足道,我们能够根据这种分辨能力来调整我们的反应。许多感觉统合障碍儿童缺少这种分辨的能力,这会极大地影响他们在日常生活中组织和决策的能力。史密斯和古兹(Smith and Gouze)将动作计划或实践描述为"将感官输入转化为有条理的、有目的的动作输出能力"(2004,p.41)。他们认为动作计划包括6个因素:①提出关于行动的想法;②准确地了解身体的位置;③开始行动;④按照适当的顺序执行步骤;⑤根据需要进行调整;⑥知道何时停止动作(Smith and Gouze 2004,p.41)。许多感觉统合缺陷的儿童存在动作计划困难,他们同时与上述中一个或多个因素进行斗争,这些因素恰好影响孩子自我调节和改变应对内部和外部刺激的行为或反应的能力。

　　"自我调节是自我组织的能力——控制一个人的活动程度和警觉状态,以及一个人对感觉的情绪、心理或生理反应"(Smith and Gouze 2004,p.240)。具体的呼吸活动和本书第4~6章建议的体位可以帮助孩子学习调节唤醒状态、表达情绪和控制情绪反应的策略。可以向患有感觉统合功能障碍或感觉处理缺陷的孩子教授特定的瑜伽体位,提供适当的前庭觉和本体感受刺激,增强持续的注意力和专注力,帮助自我调节行为,发展身体意识,支持全脑和全身的沟通和运行。对于感觉统合障碍儿童来说,瑜伽教他们如何调节自身系统,就像调节收音机一样。我向学生们解释说,他们控制着自己的收音机。如果孩子感觉缺乏活力或不太舒服,他们可以切换到不同的电台或调整旋钮,使电台变得更清晰。孩子可以根据体力或兴奋状态调整音量。我把呼吸策略比作收音机里的旋钮和刻度盘。当感觉统合困难儿童能够适应自己的身体并学会自我调节的策略时,他们就会产生一种自信,感觉自己能更好地控制自己和周围的世界。

　　本章中提到的体位和呼吸活动是为了帮助儿童调节和平衡他们的感觉系统,以便自我调节和组织对感官刺激的反应,增强孩子的动作计划技能并发展更多的大脑和身体的联系。本着写作本书的宗旨以及与瑜伽和感觉统合之间的关系,在这里主要关注"隐藏的"感觉系统、前庭系统和本体感觉系统,穿过中线以平衡大脑两个半球的行动。

　　前庭和本体感觉系统在正常运作时,共同协作使我们保持清醒,与我们的身体紧密联系,并使我们认识到周围的世界。这两个系统一起工作,告诉我们坐在椅子上的哪个位置不会掉下去,告诉我们自己和其他人保持多远的距离,告诉我们如何在不同的环境中移动我们的四肢和身体,以及如何调节我们的体位和肌肉张力。这两个系统在孩子自我调节和自我组织的能力中起着重要的作用。

前庭系统

　　前庭系统是大脑负责调节平衡的区域,也负责调节注意力、专注力和情绪或行为的稳定性。前庭觉输入通过告诉我们是在休息还是运动来帮助我们保持平衡。前庭觉输入告诉我们移动的速度以及记录我们周围移动的物体。感觉统合障碍儿童可能很难知道身体移动的速度,比如什么时候应该走得快,什么时候应该慢下来。他们很难根据自己身体和周围环境的信息来规划和组织自身的运动。

他们可以尝试通过在特定环境中跑步、旋转或蹒步来获得前庭觉输入。虽然对患有感觉统合功能障碍或感觉处理缺陷的孩子来说,这些生理运动是获得前庭觉输入的方法,但这些行为或社会反应并不总是合适。诸如后弯、前屈和扭转等一系列的瑜伽动作,鼓励孩子从一个体位过渡到另一个体位,能够帮助提供前庭觉输入,帮助平衡前庭系统,创造一种平静和踏实的感觉。在这些体位中,孩子的头部朝着多个方向和位置移动,可提供前庭觉输入,加强前庭系统。

前庭觉输入体位:

平衡体位:船式、鹰式、树式、飞机式、鹤式(见第6章)。

站立体位:三角式、战士二式(见第6章)。

倒转体位:下犬式(见第7章)。

前屈体位:布娃娃式、长颈鹿式(见第6章)。

拜日式系列体位(见第6章)。

本体感觉系统

本体感觉提供了身体在空间中所处位置的输入信息,同时提供了一种舒适和稳定的感觉。本体感觉赋予我们协调身体动作的能力。关节和肌肉中的感觉受体向大脑发送信号,大脑整理这些信号,然后告诉身体做出恰当的动作或者协调运动的回应。例如,把一只脚放在另一只脚的前面,两脚交替走路或大步走,双手放在合适的位置去接球,把叉子放到嘴边,用适当的力度握一件物品,单脚站立需要多大力气能保持平衡等等。患有感觉统合障碍的孩子可能会觉得这些日常的协调运动十分困难,让他们感到烦恼。他们可能会尝试通过不正常或不恰当的行为,比如撞到墙壁或房间里的物体,反复跳上跳下,或用手或拳头击打头部或身体的其他部位,从而获得本体感受的输入。伸展和压缩或深层压力活动能够提供本体感受输入。许多瑜伽体位恰好包括伸展运动、关节挤压和深度压力的运动。

本体感觉输入体位:

拉伸:小狗体位(见第6章),下犬式(见第7章)。

关节的压缩:调整后的平板式(参见第6章),三角式(参见第7章)。

前庭觉和本体感受输入的平衡体位

平衡姿势被认为可以开发小脑,小脑是大脑中控制身体运动的部位。平衡体位还可以改善记忆力、专注力和注意力,以及增强身体的协调性和优雅性。身体的重量放在一个区域,在关节处自然而然产生压力,让这些体位能够舒缓本体感觉系统。

其他本体感受输入体位

脊柱扭转式

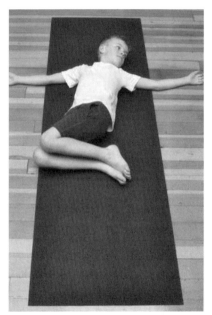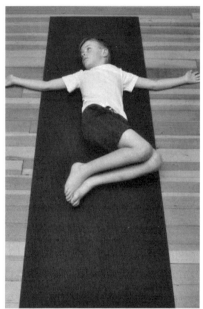

体位练习指导

1. 仰卧。
2. 膝盖弯曲靠近腹部。
3. 吸气。
4. 呼气,把膝盖向右侧扭转。
5. 手臂分别向身体两侧伸展。
6. 头看向左边。
7. 深呼吸 4~5 次。
8. 吸气,膝盖回到中间位置。
9. 呼气,把膝盖向左侧扭转。
10. 手臂分别向身体两侧伸展。
11. 头看向右边。
12. 深呼吸 4~5 次。

呼吸法

· 喉呼吸
· 张口呼吸

益处

按摩、净化内脏;支持消化;恢复并保持正常脊柱旋转;镇静神经系统。

身体意识

· 背
· 膝盖
· 头
· 手臂

拔河式

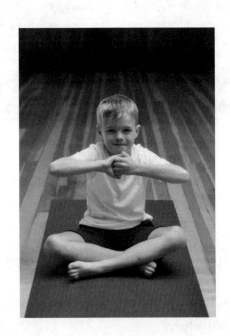

体位练习指导

1. 盘腿坐在垫子上。
2. 手肘弯曲。
3. 吸气,抬高肘部。
4. 两手手指互相握住(左手手掌朝向身体,右手手掌朝外)。

5. 呼气,手指用力拔河。

6. 在身体另一侧重复上述动作(右手手掌朝向身体,左手手掌朝外)。

呼吸法
· 喉呼吸
· 张口呼吸

益处
增加手和手指的力量;有助于发展精细的运动技能;强化前庭系统;镇静神经系统。

形象化
想象两只手正在拔河。

身体意识
· 手
· 手指
· 手臂
· 肘部

反向三角式

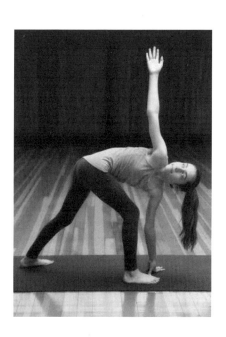

体位练习指导

如果需要,可以用彩色的贴纸或腕带区分右(红色)和左(淡紫色),参照本书第 3 章"借助颜色"部分。

1. 侧向站在垫子上。
2. 双腿打开。
3. 右脚向垫子前方移动,脚趾朝前。
4. 后边左脚打开 40 度左右。
5. 脚跟略微向内收,脚趾略微向外打开。
6. 吸气。
7. 呼气,向一侧弯曲。
8. 左臂向垫子伸展。
9. 将左手或左手指尖放在垫子上(也可将手放在胫骨上)。
10. 右臂向上伸直。
11. 眼睛向前看,或看向右手。

呼吸法
· 喉呼吸
· 张口呼吸

益处

强健和伸展腿部;伸展脊柱和臀部;打开胸腔改善呼吸;有助于消化;有利于平衡和专注;治疗哮喘;加强本体感受系统。

身体意识
· 脚
· 脚跟
· 脚趾
· 臀部
· 手臂
· 手
· 头
· 脖子

调整

轻微弯曲前腿膝盖,朝前看,避免脖子扭转。在手的下边放置一块瑜伽砖。

深度压力

深度压力可以镇静、稳定和支持孩子处理感觉问题。提供深度压力的体位可以激活副交感神经系统,有助于减少焦虑、紧张和焦躁不安。这些体位包括:岩石式、海绵式、自我拥抱式、老鹰式、下犬式和胎儿式(见第6章中的信息和指导)。胎儿式在这里会有略微调整,这是因为孩子抱着膝盖靠近胸腔可以获得深度压力。

岩石式

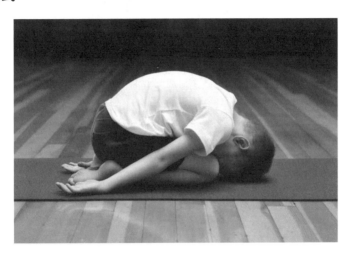

海绵式

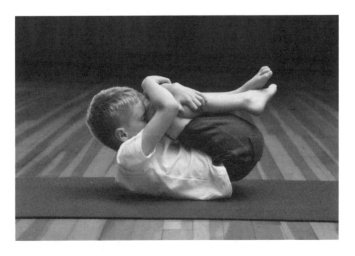

自我拥抱式

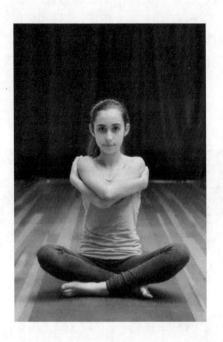

老鹰式

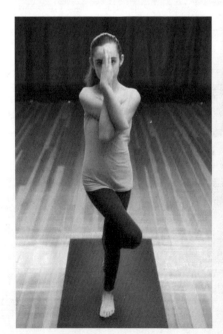
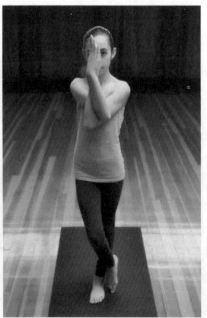

下犬式

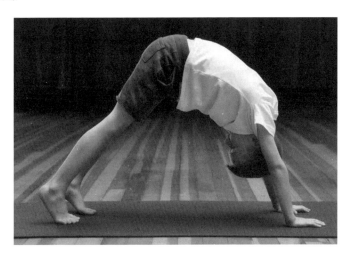

胎儿式

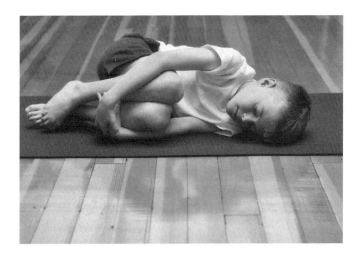

休息式

练习休息式时,双臂交叉放在胸口,将较轻的沙袋、大枕头或几条折叠的毯子放在孩子胸口或腿上,能够向上半身和下半身提供深度压力。沙袋,尤其是放在胸口的沙袋不能太重,这一点非常重要。注意孩子的呼吸,确保孩子能轻松舒适地呼吸。折叠毯子和枕头也可以用来放在四肢(手臂、腿、手、脚)上,可以在孩子练习休息式时创造一个稳定和镇静的效果。在休息式中使用眼枕也可以帮助放松。

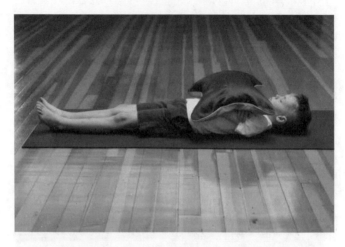

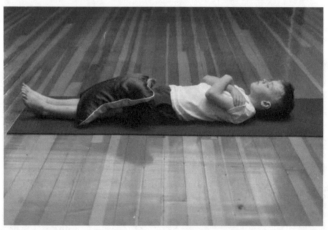

跨中线能力

感官处理紊乱的另一个重要因素是不能跨中线进行身体活动。默多克（Murdoch 1987）解释了当大脑的两个半球倾向于处理特定的任务和信息的时候，学习是如何在整个大脑中完成的。例如，大脑的左半球喜欢处理，诸如逻辑、时间、语言和信息排序等方面的任务。右半球更喜欢处理，诸如空间、非语言、图像、图片和隐喻等方面的任务。跨中线的动作，即身体某一部分从一侧到另一侧，迫使大脑两半球进行交流，同时激活连接大脑两个半球的神经纤维胼胝体。跨中线动作能组织神经系统，平衡大脑的两个半球。许多患有感觉统合障碍或感觉处理缺陷的孩子进行一些跨中线运动活动时有困难。跨中线能支持左脑和右脑的连接,如果反复练习,甚至可以帮助开发大脑新的神经通路。

跨中线和需要用身体两侧协作的体位:

跨中线体位:反转三角式,摘苹果式(详见第八章)。

运用身体两侧的体位:需要借助身体左右两侧进行练习的任何体位,例如战士二式、三角式、鹤式、飞机式、老鹰式、树式和坐式转体式(详见第 6 章)。

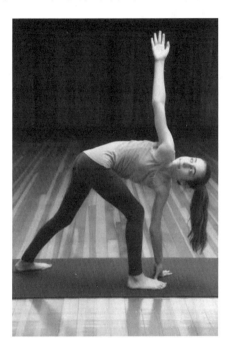

自行车式

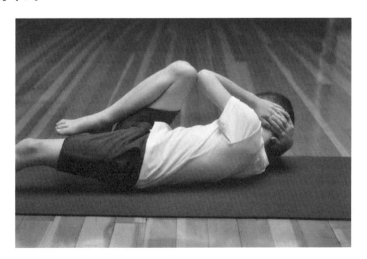

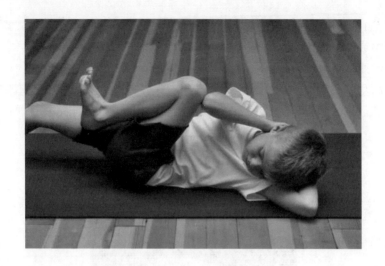

体位练习指导

如果需要,可以用彩色的贴纸或腕带区分右(红色)和左(淡紫色),参照本书第 3 章"借助颜色"部分。

1. 仰卧,腿伸直。
2. 双手手指交叉放在脖子后面。
3. 两肘打开。
4. 吸气,右膝弯曲放到胸口处。
5. 呼气,左肘放到右膝上。
6. 吸气,右腿伸直,肩膀放在垫子上,左膝弯曲放至胸口处。
7. 呼气,把右手肘放在左膝上。
8. 两侧各重复 3~4 次。

孩子可以根据自身的体力、能力和喜好加快或放慢速度。

益处

发展核心力量和灵活性;增强体力;加强本体感受系统。

身体意识

· 肘部
· 肩膀
· 膝盖

形象化

想象自己正踩着自行车的踏板。你的自行车是什么颜色的？你想让自行车的速度快还是慢？你想骑自行车去哪里？

调整

伸直手臂代替弯曲手肘,伸出手臂去够另一侧的腿。

视线追踪

一些有特殊需要的儿童可能会有患眼球追踪缺陷和视觉感知困难,这可能会影响他们的视觉处理能力、关注视觉的运动,以及在阅读文本时从左到右的视线追踪能力。这种视线追踪锻炼可以增强眼部肌肉,增强跟踪能力。这个动作会跨中线,有助于左脑和右脑半球的平衡。

偷瞄式

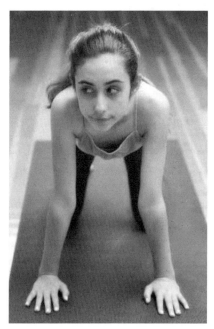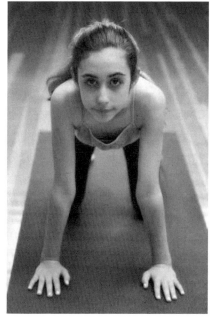

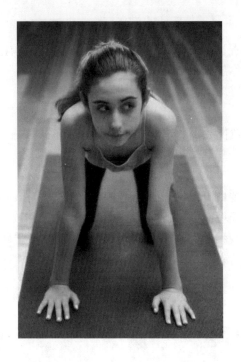

体位练习指导

1. 这一体位可以坐着练习或用手和膝盖支撑身体练习。孩子可以借助手和膝盖扮演一只用 4 条腿走路的动物。

2. 选择一样孩子感兴趣的物品或能吸引孩子注意力的物品。

3. 告诉孩子他们要用眼睛"偷瞄一眼"这个物体。

4. 告诉孩子头不要动,只转动眼球。

5. 在孩子眼前移动选好的物品。

6. 将物品向右移动,让孩子用眼睛偷瞄。

7. 告诉孩子眼球随着物品移动。

8. 把物品放回到原来的位置。

9. 继续鼓励孩子只用眼球跟随物品移动。

10. 将物品移动到左边。

11. 告诉孩子用眼睛偷瞄。

12. 重复 4~5 次。

联通或平衡大脑左右半球的活动

鼻孔交替呼吸(详见第 4 章):联通大脑左右半球。

用左鼻孔呼吸,联通右脑的"感觉"半球,用右鼻孔呼吸,联通左脑的"思维"

半球。用鼻孔交替呼吸能够联通并激活"整个"大脑。

　　强健眼球肌肉,例如练习视线追踪、树式、山式等。眼睛向左看——眼睛向右看——借助一件物品。

　　需要注意的是,有些有特殊需要的儿童并不能满足确诊为感觉统合功能障碍的所有标准,他们可能表现出感觉处理缺陷,表现出许多与感觉统合功能障碍相同的症状和困难。本章提出的建议体位可以帮助任何患有感觉处理困难或感觉统合失衡的孩子学习呼吸策略,并通过动作计划和自我调节来帮助他们。

8

椅子瑜伽

椅子瑜伽可以在家中、办公室、机场、飞机上、汽车里、教室中以及许多其他环境中进行练习。练习椅子瑜伽对于因患有肌张力低下或运动障碍而站立困难的孩子来说是一种很好的选择，同时也适用于需要坐在轮椅上的孩子。椅子瑜伽是练习快速瑜伽伸展和呼吸策略的好方法，它可以减少对环境的要求和影响。

练习需要：
- 椅子、沙发、长椅或其他供孩子坐下的地方
- 能让孩子自由移动手臂和身体的足够大的空间
- 视觉教育器材

开合书式

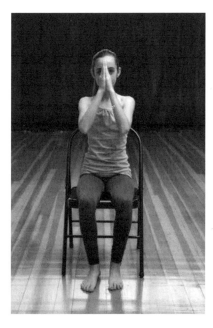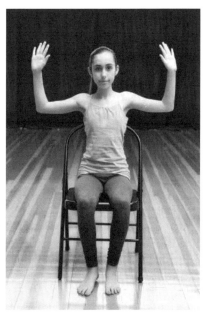

体位练习指导

1. 在椅子上坐直。

2. 掌心相对放在额头前面。

3. 吸气,手肘弯曲,双臂打开向后放在耳朵两侧。鼓励孩子举起手肘与肩同高。

4. 打开书。

5. 呼气,掌心相对回到额头前面。

6. 合上书。

7. 重复 4~5 次。

呼吸法

· 喉呼吸

· 张口呼吸

益处

打开身体前部、心脏、肺、隔膜和胸部;帮助改善体态;为深呼吸做准备;镇静,集中精神。

身体意识

· 手掌

· 手肘

· 手臂

· 头

形象化

想象正在打开或合上一本自己最喜欢的书。

摘苹果式

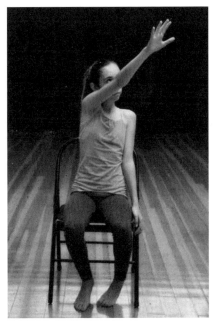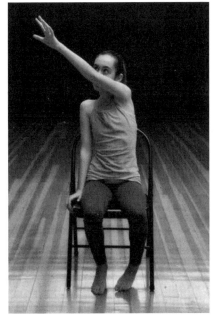

体位练习指导

如果需要,可以用彩色的贴纸或腕带区分右(红色)和左(淡紫色),参照本书第 3 章"借助颜色"部分。

1. 坐直。

2. 吸气,右臂向身体左上方伸出。

3. 摘一个苹果,握紧拳头。

4. 呼气,手臂收回体侧,把苹果放在筐里。

5. 重复 4~5 次。

6. 身体另一侧重复上述动作。

呼吸法

· 喉呼吸

· 张口呼吸

益处

跨越中线,有助于全脑联通;伸展手臂、肩膀和手指;增强握力;激活大脑;平静思绪。

身体意识
· 手臂
· 手指

形象化
想象一下从一棵苹果树上摘一个苹果。苹果是什么颜色的？苹果的味道如何？是甜的还是酸的？是面的还是脆的？苹果闻起来怎么样？

提脚跟式

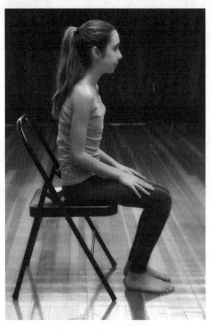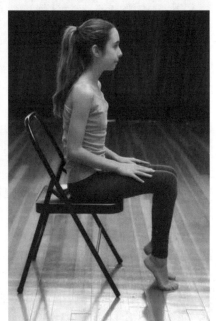

体位练习指导
1. 坐在椅子边缘处。
2. 双脚放在地上。
3. 手掌放在膝盖上。
4. 吸气，抬起脚跟。
5. 呼气，放下脚跟回到地面。

6. 重复 4~5 次。

呼吸法
· 喉呼吸
· 张口呼吸

益处
拉伸双脚、脚踝和脚趾；强健小腿。

身体意识
· 脚趾
· 脚跟

形象化
想象自己像一名芭蕾舞演员一样踮起脚尖。

坐式转体（坐式过山车转体式）

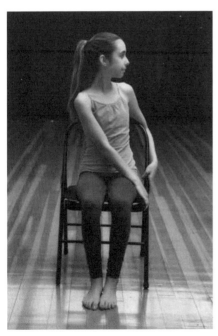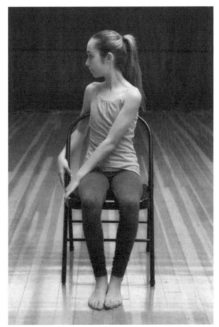

体位练习指导

1. 在椅子上坐直。

2. 吸气。

3. 右臂跨过身体向左侧伸展。

4. 呼气(左臂可以从背后环住椅背或者放在椅子后面)。

5. 向左侧转体(轻微扭转)。

6. 看向左肩。

7. 保持动作,呼吸 2~3 次。

8. 身体另一侧重复上述动作。

呼吸法

· 喉呼吸

· 张口呼吸

益处

按摩、净化内脏;有助于消化;恢复和保持正常脊柱旋转;镇静神经系统。

身体意识

· 手臂

· 躯干

· 肩膀

· 脖子

· 头

形象化

想象一下你的脊柱是一个旋转的过山车轨道。

耸肩式（我不知道，随它去吧）

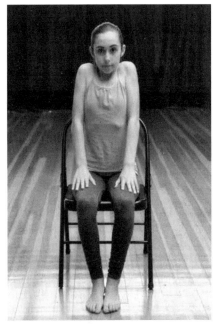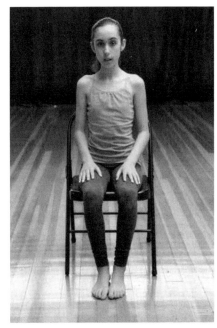

体位练习指导

1. 在椅子上坐直。
2. 手掌放在腿上。
3. 吸气，将肩膀耸起至耳朵处（想"我不知道"）。
4. 呼气，肩膀放松回到原位（想着"随它去吧"）。
5. 重复 3~5 次。

呼吸法

· 张口呼吸

益处

缓解肩部和颈部僵硬；释放压力、焦虑和担忧。

身体意识

· 肩膀
· 手

形象化

想想那些让你担心、焦虑或者沮丧的事情。耸耸肩随它去吧。

榨橙汁式

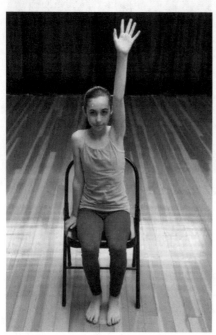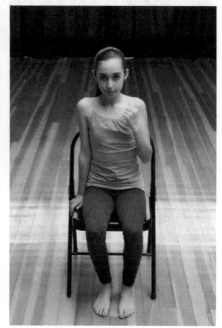

体位练习指导

如果需要,可以用彩色的贴纸或腕带区分右(红色)和左(淡紫色),参照本书第 3 章"借助颜色"部分。

1. 在椅子上坐直。
2. 吸气,右臂向上伸直。
3. 五指张开。
4. 呼气,手握成拳。
5. 把拳头放在胸前右侧肩膀前方。
6. 重复 4~5 次。
7. 身体另一侧重复上述动作。

呼吸法

· 张口呼吸

益处

伸展手臂、肩膀和手指;增强握力;激活大脑;镇静神经系统。

身体意识

· 手臂
· 手指
· 肩膀

形象化

想象一下,从树上摘下橘子,然后榨成橙汁。橙子闻起来什么味道? 橙汁喝起来是什么味道? 是甜的还是酸的?

破茧成蝶式

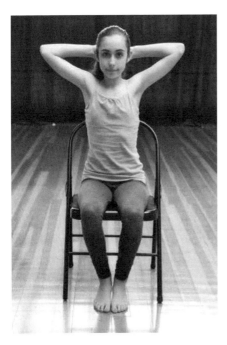 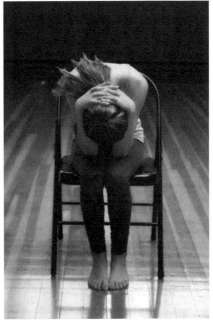

体位练习指导

1. 椅子上坐直。

2. 十指交叉放在脖子后边。

3. 吸气,肘部打开。

4. 呼气,两肘并拢抱住头。

5. 额头贴到大腿上。

6. 重复 4~5 次。

7. 练习最后一次时,让孩子额头抵在大腿上休息 1~2 分钟。

呼吸法

· 喉呼吸

· 张口呼吸

益处

身体的前部、心脏、肺、隔膜和胸部;伸展脊椎、肩部和颈部;舒缓神经系统;缓解焦虑和压力。

身体意识

· 手臂

· 手肘

· 手

· 手指

· 脖子

· 头

形象化

想象一只蝴蝶,翅膀张开,然后又回到茧中。想想你的蝴蝶是什么颜色的。在黑暗、温暖的蚕茧中,感受它的平静和安宁。

坐位山式

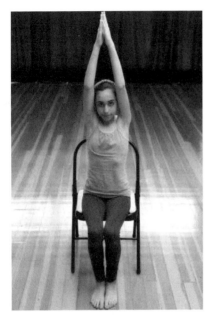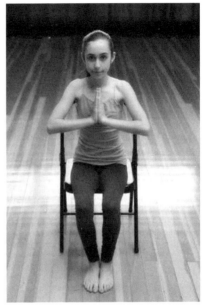

体位练习指导

1. 在椅子边缘坐直。
2. 掌心相对放在胸前。
3. 吸气,手臂向上伸展。
4. 呼气,双手回到胸前。
5. 重复 4~5 次。

呼吸法

· 喉呼吸
· 张口呼吸

益处

改善脊椎问题;鼓励放松精神;减少压力、焦虑和疲劳。

身体意识

· 手臂
· 手掌

形象化

想象自己是一座大山,用手做一个山峰(手掌合十举过头顶)。

鹰式手臂

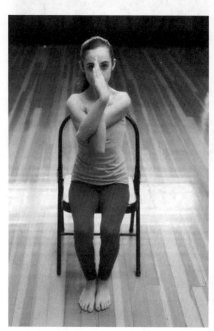 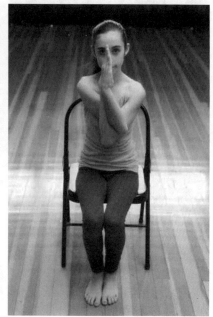

体位练习指导

如果需要,可以用彩色的贴纸或腕带区分右(红色)和左(淡紫色),参照本书第 3 章 "借助颜色" 部分。

1. 在椅子上坐直。
2. 双脚放在地板上。
3. 手指向前伸。
4. 两臂交叉,左臂放到右臂上。
5. 手肘弯曲。
6. 手朝向脸部。
7. 掌心相对,靠近脸部。
8. 深呼吸 3 次。
9. 反向重复上述动作。

呼吸法

· 喉呼吸

· 张口呼吸

益处

拉伸背部肌肉；释放颈部、肩部、胸部和手臂的肌肉压力；改善上半身血液循环，包括心脏和肺；促进深度呼吸；缓解压力和紧张；减少疲劳；增强体力。

身体意识

· 肩膀

· 手臂

· 手肘

· 手

形象化

想象自己是一只停在树上的老鹰。你的手就是鹰嘴。老鹰是什么颜色的？它的羽毛怎么样？你在树上看到了什么？

钟表式颈部转动练习

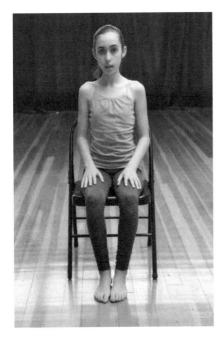
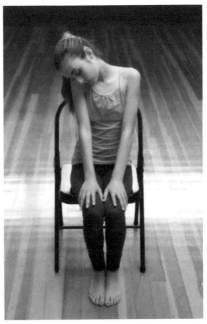

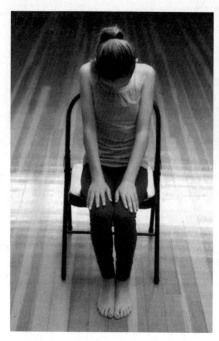 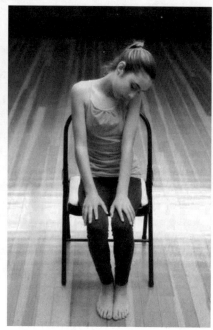

体位练习指导

让孩子一边呼吸一边缓慢运动。

如果需要,可以用彩色的贴纸或腕带区分右(红色)和左(淡紫色),参照本书第 3 章"借助颜色"部分。

1. 在椅子上坐直(12 点)。
2. 双脚放在地板上。
3. 吸气。
4. 呼气,右耳贴到右侧肩膀上(12 点 15 分)。
5. 吸气。
6. 呼气,下巴抵住胸口(12 点 30 分)。
7. 吸气。
8. 呼气。左耳贴在左侧肩膀上(12 点 45 分)。
9. 吸气,回到起始位置。

呼吸法

· 喉呼吸
· 张口呼吸

益处

伸展颈部和上背部肌肉；缓解肩膀、上背部和颈部的肌肉僵硬；平静思绪。

身体意识

· 耳朵

· 肩膀

· 颈部

· 下巴

形象化

想象钟表的指针缓慢走动。

混合式

练习这一体位对孩子来说可能有一些困难。练习时注意不要造成疼痛或扭伤。

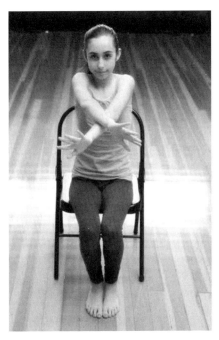 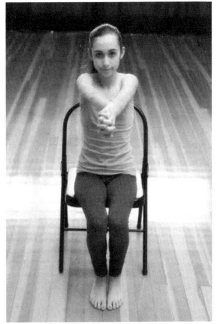

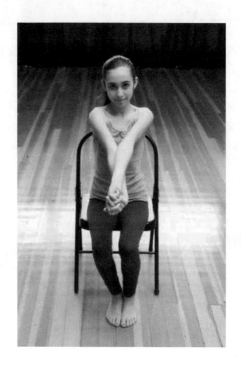

体位练习指导

如果需要,可以用彩色的贴纸或腕带区分右(红色)和左(淡紫色),参照本书第 3 章"借助颜色"部分。

1. 在椅子上坐直。
2. 两臂交叉,右臂放到左臂上。
3. 十指交叉。
4. 旋转手腕,指关节向内朝向胸部。
5. 弯曲肘部。
6. 指关节向前伸展。
7. 手臂伸直。
8. 身体另一侧重复上述动作。

呼吸法

· 喉呼吸
· 张口呼吸

益处

伸展手腕和手臂;激励一种不常用的身体运动,跨越中线,帮助整个大脑的联通。

身体意识

- 手指
- 手腕
- 手臂
- 手肘

形象化

告诉大脑让身体做一些不同的事情,说:"大脑,联通起来!"

拉伸耳朵式

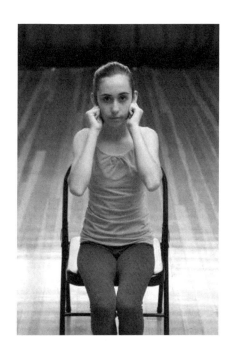

体位练习指导

如果需要,可以用彩色的贴纸或腕带区分右(红色)和左(淡紫色),参照本书第 3 章"借助颜色"部分。

1. 在椅子上坐直(也可以躺着练习)。

2. 手指抓住耳垂。

3. 向肩膀方向拉伸耳垂。

4. 闭上眼睛呼吸。

5. 手指按摩耳垂。

6. 放松。

7. 重复 3~4 次。

呼吸法

· 喉呼吸

益处

放松精神;使神经系统平静下来;帮助减少焦虑。

身体意识

· 耳朵

· 手指

形象化

想象你正在抻拉披萨面团。像抻拉披萨面团一样拉伸耳朵。

奔月式

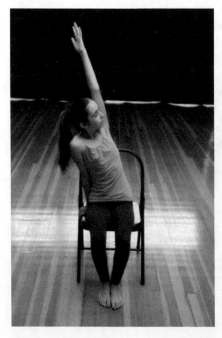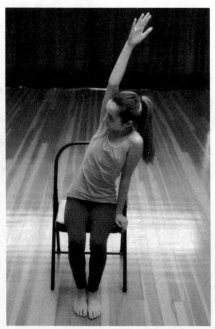

体位练习指导

如果需要,可以用彩色的贴纸或腕带区分右(红色)和左(淡紫色),参照本书第 3 章"借助颜色"部分。

1. 在椅子上坐直。
2. 右手放在椅座上臀部右侧。
3. 吸气。
4. 呼气,向上伸出左臂向右侧。
5. 头朝腋窝向左转。
6. 朝月亮招招手。
7. 呼气 2~3 次。
8. 吸气,在椅子上坐直(回到起始位置)。
9. 反向重复上述动作。

呼吸法

· 喉呼吸

益处

舒展身体;增加脊柱的灵活性;激发身体功能。

身体意识

· 手
· 手臂
· 头

形象化

想象伸手够月亮。

自我拥抱式

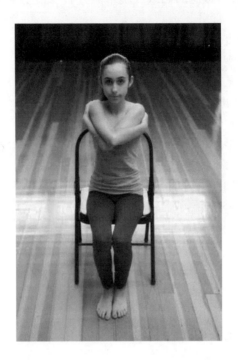

体位练习指导

如果需要,可以用彩色的贴纸或腕带区分右(红色)和左(淡紫色),参照本书第 3 章"借助颜色"部分。

1. 在椅子上坐直。
2. 向前伸出手指。
3. 右手肘抱住左手肘。
4. 把手指放在肩胛骨上。
5. 吸气,紧紧抱住自己。
6. 呼气,放松拥抱。
7. 重复吸气,用力抱住自己,呼气,放松 2~3 次。
8. 左手肘抱住右手肘,重复同样的动作。

呼吸法

· 张口呼吸

益处

缓解肩部、上背部和颈部的压力；平静思绪；鼓励自爱。

身体意识

· 手指
· 手肘
· 肩膀

形象化

当你用双臂抱住自己，想想爱和快乐的感觉。

十指伸展式

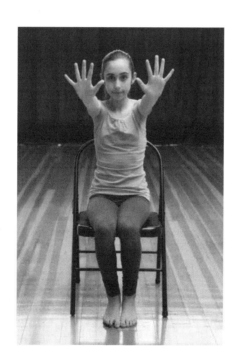

体位练习指导

1. 在椅子上坐直。
2. 吸气，弯曲手肘，收回手臂，双手握拳。
3. 呼气，向前伸出手臂，十指张开（展示十个手指）。
4. 重复 4~5 次。

呼吸法
· 张口呼吸

益处
伸展手指和手;强健手臂;精力充沛。

身体意识
· 手臂
· 手
· 手指

形象化
想象用手指表示数字"十"。

叫醒蜘蛛式

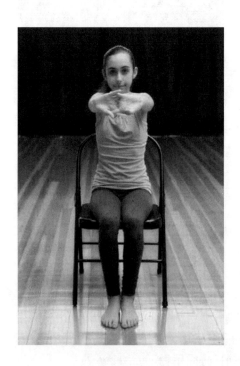

体位练习指导
1. 在椅子上坐直。

2. 吸气,十指交叉,摆动手指像蜘蛛的腿一样。

3. 呼气,掌心向外(十指保持交叉),伸展手臂。

4. 呼吸 4~5 次。

呼吸法

· 喉呼吸

· 张口呼吸

益处

伸展手指、和手腕;激活上肢。

身体意识

· 手指

· 手掌

· 手臂

形象化

想象一只正在打盹儿的蜘蛛缓慢地移动它的腿,然后伸展身体醒了过来。

总结

　　我相信孤独症及有特殊需要的儿童和普通人一样也有自己的愿望、需求和欲望。他们想要摆脱担忧和焦虑。他们想要传达自己的思想和情绪。他们想要感到身体舒适。他们希望与自己以及周围的人保持联系。他们想要快乐和健康。我相信帮助这些孩子过上更快乐、更健康的生活，第一步是教会他们如何自我调节并唤醒状态，这样他们就能更有效地应对环境中的刺激。练习正念呼吸、冥想和瑜伽体位可以帮助孩子以更健康的方式应对压力。练习呼吸法和体位法，帮助孩子表达情绪，激活副交感神经系统，将身体和精神带入平静的状态，使他们在情感上、身体上和行为上都受益。不断练习瑜伽，神经系统会得越来越健康，同时增强承受压力的能力。帮助孩子建立更为强大的神经系统，能够帮助孩子健康消化，增强免疫系统，建立更好的睡眠模式，增强注意力以及减少焦虑。作为父母、家庭成员和教育工作者，我们最终的目标是培养更冷静、更快乐的孩子。采取全面的方法来帮助这些孩子需要放眼全局。孩子不应该为了完成学业、掌握有效的沟通和社交技巧以及实用生活技能而感到有压力或紧张。通过把压力对孩子的不良影响降到最低，我们能够激活孩子大脑中认知、思考和表达的部分。通过教孩子如何自我调节身体和对感觉输入的反应，他们学到了终身受益的应对技巧。通过教孩子表达情绪，释放愤怒、担忧、恐惧和紧张，他们学到了如何自我释放和调节自己的情绪。通过使用单词、图片和形象化资料等向孩子教授体位法和呼吸法，孩子获得了更强大的语言和沟通技巧。通过音乐和运动教给孩子身体各部分的名称以及与自己的身体相连接，孩子们培养了一种更强烈的身体意识。通过教孩子们如何控制自己的情绪和身体对压力的反应，他们培养了更强烈的自尊、自信和自我赋权感。身体的灵活性、体力、运动技能和协调性带来的好处将帮助孤独症儿童和有特殊需要的儿童以更强壮、更健康、更平衡的体魄在人生中航行。我的终极愿望是让孤独症和有特殊需要的儿童找到能够一生受益的好方法。

参考文献

American Psychiatric Association (2013) *Desk Reference to the Diagnostic Criteria from DSM-5*. Washington DC: American Psychiatric Publishing.

Ayers, A. J. (1979) *Sensory Integration and the Child*. Los Angeles, CA: Western Psychological Services.

Bell, N. (2007) *Visualizing and Verbalizing for Language Comprehension and Thinking*. 2nd Ed. Avila Beach, CA: Gander Publishing.

Biblioteca Pleyades "The Human Brain." www.bibliotecapleyades.net/ciencia/ciencia_brain01.htm accessed on 14 November 2014.

Ehleringer, J. (2010) "Yoga therapy in practice. Yoga for children on the autism spectrum." *International Journal of Yoga Therapy 20*, 131–139.

Flisek, L. (2001) "Teaching yoga to young school children." *Positive Health 70*, 50–54.

Galantino, M., Galbavy, R. and Quinn, L. (2008) "Therapeutic effects of yoga for children: A systematic review of the literature." *Pediatric Physical Therapy 20*, 1, 66–80.

Gardner, H. (1991) *How Children Think and How Schools Should Teach*. New York, NY: Basic Books.

Genetics Home Reference (GHR) (2014) *Your Guide to Understanding Genetic Conditions: Prader-Willi syndrome*. U.S. National Library of Medicine. Available at http://ghr.nlm.nih.gov/condition/prader-willi-syndrome, accessed on July 15, 2014.

Grandin, T. (1995) *Thinking in Pictures and Other Reports from My Life with Autism*. New York, NY: Doubleday.

Greenspan, S. and Salmon, J. (1995) *The Challenging Child: Understanding, Raising and Enjoying the Five "Difficult" Types of Children*. Boston, MA: Addison-Wesley.

Harper, J. C. (2010) "Teaching yoga in urban elementary schools." *International Journal of Yoga Therapy 1*, 1, 99–109.

Iyengar, B. K. S. (2008) *B.K.S. Iyengar Yoga. The Path to Holistic Health*. London: DK Publishing.

Jensen, P. S. and Kenny, D. T. (2004) "The effects of yoga on the attention and behavior of boys with attention-deficit/hyperactivity disorder (ADHD)." *Journal of Attention Disorders 7*, 4, 205–16.

Kaley-Isley, L.,Wamboldt, M., McDunn, C. and Fury, M. (2009) "Eight week manualized yoga intervention for adolescents with anxiety, depression and medical illness." *International Journal of Yoga Therapy 19*, 1, 37–54.

Kim, J. A., Szatmari, P., Bryson S. E., Steiner D. L. and Wilson, F. J. (2000) "The prevalence of anxiety and mood problems among children with autism and asperger syndrome." *Autism Journal 4*, 2, 117–132.

Murdoch, M. (1987) *Spinning Inward: Using Guided Imagery with Children for Learning, Creativity & Relaxation.* Boston, MA: Shambhala Publications.

NDSS (National Down Syndrome Society) (2014) "What is Down Syndrome?" Available at www.ndss.org/Down-Syndrome/What-Is-Down-Syndrome, accessed on October 2, 2014.

NICHD (2006) "Disorders commonly associated or sharing features with Fragile X." Eunice Kennedy Shriver National Institute of Child Health and Human Development. Available at www.nichd.nih.gov/publications/pubs/fragileX/Pages/sub12.aspx, accessed on July 14, 2014.

NICHD (2012) "What are the symptoms of Fragile X syndrome?" Eunice Kennedy Shriver National Institute of Child Health and Human Development. Available at www.nichd.nih.gov/health/topics/fragilex/conditioninfo/Pages/commonsymptoms.aspx, accessed on July 14, 2014.

NICHD (2013) "What are the symptoms of autism spectrum disorder (ASD)?" Eunice Kennedy Shriver National Institute of Child Health and Human Development. Available at www.nichd.nih.gov/health/topics/autism/conditioninfo/Pages/symptoms.aspx, accessed on July 14, 2014.

Rama, S., Balentine, R. and Hymes, A. (2011) *Science of Breath: A Practical Guide.* Honesdale, PA: Himalayan International Institute of Yoga Science and Philosophy of the USA.

Shorter, S. M., Reinhardt, K. M., Cope, S. and Khalsa S. B. S. (2008) "The effects of Kripalu yoga on anxiety, mood and positive psychological states in adolescent musicians." *International Journal of Yoga Therapy 19*, 1, 37–54.

Smith, K. A. and Gouze, K. R. (2004) *The Sensory-Sensitive Child: Practical Solutions for Out-of-Bounds Behavior.* New York, NY: HaperCollins.

Streeter, C. C., Jensen, J. E., Perlmutter, M. R., Cabral, J. H. *et al.* (2007) "Yoga asana sessions increase brain GABA levels: A pilot study." *Journal of Alternative and Complementary Medicine 13*, 4, 419–426.